Docteur CABANÈS

LE
CABINET SECRET
DE L'HISTOIRE

ENT'ROUVERT PAR UN MÉDECIN

PRÉCÉDÉ

d'une Lettre de M. **VICTORIEN SARDOU**

MEMBRE DE L'ACADÉMIE FRANÇAISE

PARIS

A. CHARLES	AUX BUREAUX
LIBRAIRE	DE LA « CHRONIQUE MÉDICALE »
8, Rue Monsieur-le-Prince, 8	17, Rue d'Odessa, 17

1895

LE
CABINET SECRET
DE L'HISTOIRE

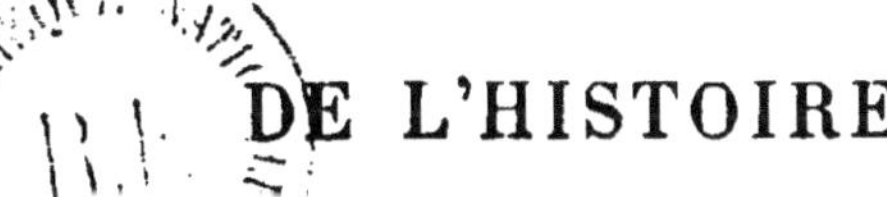

OUVRAGES DU MÊME AUTEUR

MARAT INCONNU. Paris, Genonceaux, 1891.

———

EN PRÉPARATION

LES MORTS MYSTÉRIEUSES DE L'HISTOIRE.

Docteur CABANÈS

LE
CABINET SECRET
DE L'HISTOIRE

ENT'ROUVERT PAR UN MÉDECIN

PRÉCÉDÉ

d'une Lettre de M. **VICTORIEN SARDOU**
MEMBRE DE L'ACADÉMIE FRANÇAISE

UN PÉCHÉ DE JEUNESSE DE LOUIS XIV. — LA
FISTULE D'UN GRAND ROI. — LES MALADIES
DE LOUIS XV. — L'IMPUISSANCE DE LOUIS XVI.
— LA PREMIÈRE GROSSESSE DE MARIE-ANTOI-
NETTE. — LOUIS XVI INTIME. — UN JUGE DE
MARIE-ANTOINETTE. — QUELLE ÉTAIT LA MA-
LADIE DE MARAT? — TALLEYRAND ET SES
MÉDECINS. — L'ŒIL DE GAMBETTA, ETC.

PARIS

A. CHARLES
LIBRAIRE
8, Rue Monsieur-le-Prince, 8

AUX BUREAUX
DE LA « CHRONIQUE MÉDICALE »
17, Rue d'Odessa, 17

1895

PRÉFACE

LETTRE DE *M. VICTORIEN SARDOU* à l'auteur

Sollicité d'écrire une Préface en tête de notre ouvrage, M. V. Sardou s'est dérobé avec tant de bonne grâce que nous n'avons eu garde de pousser l'insistance jusqu'à l'indiscrétion. Mais, à titre de compensation, l'illustre académicien a bien voulu nous gratifier de la page finement érudite, qui lui a été suggérée par la lecture de notre livre. Pour qui connaît la compétence particulière, en matière de documentation historique, de l'évocateur prestigieux de l'épopée révolutionnaire et de la légende napoléonienne, la lettre qu'on va lire aura un tout autre prix qu'une présentation ou un parrainage banal.

Mon cher Docteur,

J'ai reçu le livre que vous avez bien voulu m'envoyer en épreuves.

Je l'ai lu avec beaucoup d'intérêt et une attention qui me permet de vous signaler en courant deux erreurs.

Si le 9 thermidor, au matin, Souberbielle a pansé Robespierre pour la dernière fois — car le pansement qui a précédé l'exécution a été fait par d'autres à la Conciergerie, — ce ne peut être, comme vous le dites, à l'Hôtel de Ville, où il n'avait rien à faire et où il ne s'est rendu que le soir, après sa délivrance, entraîné par Coffinhal et toute sa bande. Ce pansement n'a pu être fait que dans la maison Duplay, où il s'est tenu toute la matinée avant l'heure de la séance. Et c'est là qu'il faut aussi placer la conversation, très vraisemblable d'ailleurs, relatée par Souberbielle. Le narrateur, qui la tenait de lui, a fait confusion sur la localité.

Autre rectification, relative à l'autopsie du corps de Talleyrand. Micard, dites-vous, ayant mis la cervelle dans un bocal, constata que l'on avait oublié de placer ce bocal dans la bière. Sans rien dire, il l'emporta, et, à la nuit, jeta la cervelle dans l'égout de la rue Saint-Honoré, voisin de la rue Richepanse, « ce même égout qui, quarante-quatre ans auparavant, avait reçu les débris de celui qui fut Robespierre. »

Les restes de Robespierre n'ont pas été jetés dans cet égout-là, ni dans aucun autre. Après l'exécution du 10 thermidor, sur la place de la Révolution, où l'échafaud avait été rétabli pour la circonstance, les corps des deux Robespierre, de Saint-Just, Lebas, Henriot, etc., furent transportés dans la charrette, par la rue du Rocher, au cimetière des Errancis, situé au sommet de cette rue, entre le parc Monceau et le boulevard extérieur, et le tout fut jeté dans la fosse commune.

Et, puisque nous parlons de Talleyrand, permettez-moi de vous signaler, comme complément de son autopsie, l'étude phrénologique de son crâne, publiée par MM. Ch. Place et J. Florent, en 1838, dans un Mémoire sur sa vie publique et sa vie privée.

Ils donnent tout au long le résultat de leur examen, fait en présence du Dr Cogny, du pharmacien Micard et autres témoins, et, dans une note très complète, l'appréciation particulière de chaque organe cérébral. Je vous fais grâce de ces détails, qui n'intéressent que les partisans résolus d'une doctrine qui a bien perdu de son crédit, et je me borne à résumer leurs conclusions :

Prédominance de la *sécrétivité* et de la *circonspection*, — absence totale de *vénération*, — forte dose de *comparaison et de causalité*, — grande estime de soi, — *volonté*, — etc., etc.

Bref, pas ombre d'idéalité, ni de dévouement, et, toutefois, de la *bienveillance* et de la *philogéniture*.

Tout cela cadre assez avec ce que nous savons de Talleyrand. — Il ne s'agit plus que de savoir si ces mêmes opérateurs, ignorant que ce crâne fût celui de Talleyrand, auraient, à l'aide des mêmes conclusions, reconstitué son caractère.

Agréez mes salutations amicales.

V. SARDOU.

LE

CABINET SECRET DE L'HISTOIRE

UN PÉCHÉ DE JEUNESSE DE LOUIS XIV

On a coutume de dire que les grands mangeurs et les gros buveurs sont de tristes champions au jeu d'amour, cela en dépit du proverbe : *Sans Bacchus Vénus se refroidit.* Comment, dès lors, expliquera-t-on que Louis XIV, qui était capable de renouveler à l'occasion les exploits de Gargantua, fût, au contraire de son bonhomme de père, le vertueux Louis XIII, un des plus brillants amoureux de son royaume ?

Il n'avait pas quinze ans que sa robe d'innocence recevait son premier accroc. Une femme de chambre d'Anne d'Autriche, Mme de Beauvais, s'était chargée de déniaiser le jeune prince. La Beauvais, toute vieille et toute borgnesse (1) qu'elle fût, avait, a-t-on

---

1. Madame, duchesse d'Orléans, belle-sœur de Louis XIV, écrit, à la date du 16 septembre 1716 : « La Beauvais était borgne ; elle a vécu encore quelques années après mon arrivée en France.

1

raconté quelque part, une propreté excessive, et surtout un tempérament de feu. Il n'en fallait pas plus pour que

Elle est la première qui ait appris au roi comment il faut agir avec les dames ; elle était bien au fait de la chose, car elle a mené une vie déréglée. » (*Correspondance de Madame*, p. 469.) La reine l'appelait *Cateau* tout court. La Bruyère a fait allusion, sous le nom d'*Ergaste* (*Des biens de fortune*, n° 28) au baron de Beauvais, son fils. L'une des *Clefs* des *Caractères* contient cette note : « Sa mère étoit de la confidence de la feue reine-mère et le bruit est que ce fut elle qui fut la première à assurer la reine que le roi, qui, dans sa jeunesse, paroissoit fort indifférent sur les dames, étoit très sûrement propre au mariage. Elle s'appeloit *Cateau la Borgnesse*. » — La princesse Palatine écrit dans ses *Mémoires* : « La vieille Beauvais, première femme de chambre de la reine-mère, avait le secret de son mariage avec le cardinal Mazarin ; cela obligeait la reine de passer par tout ce que voulait sa confidente... »

Le duc de Saint-Simon, parlant, dans ses *Mémoires*, de la fortune faite à la Cour par un La Vauguyon, dit : « Avec ces talents et d'autres plus cachés, mais utiles à la galanterie, il se fourra chez Mme de Beauvais, première femme de chambre de la reine-mère et dans sa plus intime confidence, et à qui tout le monde faisait d'autant plus la cour, qu'elle ne s'était pas mise moins bien avec le roi, dont elle passait pour avoir eu le... (premier amour). »

Le jeune prince justifiait l'adage contenu dans le vieux proverbe gaulois : « Il n'y a pas de femmes laides pour les écoliers et les moines. » Le fait est qu'il ne fallait pas se montrer trop dégoûté pour se laisser prendre aux charmes de cette mégère qui est ainsi dépeinte dans le recueil manuscrit du *Chansonnier de Maurepas*, conservé à la Bibliothèque nationale (*Ms. frs.* 12617, p. 489) :

> Si la Beauvais b..... à cent ans,
> Pourquoi ces jeunes dames,
> Pleines de jeunesse et d'appas,
> Pourquoi ces jeunes dames
> Ne b......... elles pas.

Et la note 2 de la page suivante donne ce commentaire savoureux : « Catherine, veuve de... sieur de Beauvais, première femme de chambre de la mère reine, étoit fort lubrique et payoit grassement ses amans. Car, comme elle étoit vieille, laide et borgnesse, ses charmes ne les attiroient pas ; il est certain qu'elle avoit eu néanmoins le pucelage du roy Louis XIV, tout affreuse qu'elle étoit,

l'adolescent royal tombât dans ses filets. Il était tout de même piquant de voir ce guerrier, plein de jeunesse et d'ardeur, se livrer sans défense à une invalide de la galanterie (1).

En sortant des mains de la Beauvais, le jeune roi n'avait plus rien à apprendre. Il eût été même, au besoin, capable de donner à son tour des leçons. Est-ce à dire qu'il se soit manifesté, dès ses premiers pas dans la vie, comme un roué de la débauche ? Assurément, à en croire cette mauvaise langue de Saint-Simon, le fait ne serait pas douteux. « Tout lui était bon, dit le satané cancanier, pourvu que ce fussent des femmes : paysannes, filles de jardiniers, femmes de chambre, dames de qualité, pourvu qu'elles fissent seulement semblant d'être amoureuses de lui. »

Sa première passionnette (2), on ne peut parler de

car, ce prince étant fort jeune, elle lui mit un jour la main dans les chausses, l'ayant trouvé seul à l'écart dans le Louvre où, pour ainsi dire, elle le viola (*sic*), ou du moins le surprit, en telle sorte qu'elle obtint ce qu'elle désiroit; le feu de la jeunesse ayant empesché le prince de réfléchir sur ce qu'il faisoit. » (Cf. *Ms. fs.* 12617, p. 425, et 12618, p. 249.)

Mme de Beauvais n'était pas femme à imaginer le moyen, employé plus tard par la dévote maréchale de Luxembourg, moyen que la bonne dame prétendait infaillible, et qui consistait à ne se servir que d'eau bénite pour sa toilette intime, afin de prévenir les tentations. (*Voir les Mémoires de Bachaumont.*)

1. L'aventure peut dater de 1654. Dès l'année suivante (Voir J. Cousin, *l'Hôtel de Beauvais*), la Beauvais se faisait bâtir, dans la plus belle partie de la rue Saint-Antoine, le somptueux hôtel dont M. Cousin a écrit l'histoire.

2. La familiarité de Louis XIV avec Olympe de Mancini et les autres jeunes filles de son intimité, écrit M. Cousin, dans sa très intéressante monographie sur *l'Hôtel de Beauvais*, était celle d'une franche camaraderie, sans l'ombre d'une arrière-pensée. Il avait déclaré tout net, en dansant avec la princesse d'Ange, qu'il n'aimait pas les petites filles. Quant aux grandes, elles ne lui avaient

passion à cet âge, eut pour objet une nièce de Mazarin. Olympe de Mancini n'était point belle, elle était pire. Louis XIV la regardait « avec ces yeux qui, entre tant de femmes inconsciemment aperçues, semblent pour la première fois découvrir une femme. »

Mais, trop jeune elle-même pour être touchée par ce naïf amour, l'Italienne, calculatrice précoce, que ces flatteuses espérances ne contentaient pas tout à fait, préféra à l'amourette royale un solide mariage avec le prince Eugène de Savoie, plus connu sous le nom de comte de Soissons (1). Ce ne fut, on le voit, qu'une amourette sans conséquence.

Il ne réussit pas davantage auprès de Mlle de la Motte-Argencourt, bien qu'il se fût montré auprès de cette beauté beaucoup plus pressant. Il avait, à l'époque, dix-neuf ans, et, selon le langage de Mme de Motteville, « il s'exprima comme un homme amoureux, *qui n'était plus sage.* » Dans l'intervalle et depuis son aventure avec la Beauvais, se serait passé un événement qui, à travers les réticences de celui qui l'a rapporté, n'apparaît pas sous un jour bien lumineux.

Voici comment La Porte, valet de chambre du prince, raconte l'anecdote :

Le jour de la Saint-Jean de la même année 1652, le roi ayant dîné chez Son Eminence et étant demeuré avec lui jusque vers les 7 heures du soir, il m'envoya dire qu'il se voulait baigner ; son bain étant prêt, il arriva tout triste, et j'en connus le sujet sans qu'il fût nécessaire qu'il me le

inspiré jusqu'alors aucune réflexion. Cette indifférence commençait à inquiéter la reine qui avait des raisons pour craindre qu'il ne ressemblât trop, sous ce rapport, à son père *Louis le Chaste.*

1. Lair. *Louise de La Vallière et la Jeunesse de Louis XIV*, 14, 15.

dît; la chose était si terrible qu'elle me mit dans la plus grande peine où j'aie jamais été, et je demeurai cinq jours à balancer; mais considérant qu'il y allait de mon bonheur et de ma conscience de ne pas prévenir, par un avertissement, de semblables accidents, je la lui dis enfin, dont elle fut d'abord satisfaite, et me dit que je ne lui avais jamais rendu un si grand service; mais comme je ne lui nommai pas l'auteur de la chose, n'en ayant pas de certitude, cela fut cause de ma perte, comme je le dirai en son lieu (1). »

De quel infâme attentat peut-il bien s'agir? Nous en sommes réduit aux conjectures ; et les commentaires, dont Voltaire a accompagné le récit de La Porte, dans son *Siècle de Louis XIV*, ne nous éclairent pas davantage. Toujours est-il que le roi eut, dans le mois de janvier suivant, une « tumeur squirreuse au sein droit et des dartres par tout le corps. »

Il en fut guéri à l'aide d'un emplâtre que Vallot avait inventé en faveur des religieuses de Sainte-Marie, *très sujettes aux loupes des genoux, à cause de l'austérité de leur vie et de la nudité de leurs pieds.*

Deux années plus tard, le roi était atteint d'une maladie qui causa de tout autres inquiétudes à ses médecins.

Il faut lire, dans le *Journal de la santé de Louis XIV*, le récit, agrémenté de circonlocutions et d'éloges adulatoires, de cet épisode de la vie du monarque, pour se rendre un compte exact des alarmes que dut causer aux Purgon et aux Diafoirus qui l'entouraient, un mal qui leur parut singulièrement étrange par sa nouveauté. On sait ce qu'est ce journal intime où les trois premiers médecins du roi ont pris, chacun

____

1. *Mémoires de La Porte*, Paris, 1792, p. 200.

à leur tour, la plume pour consigner, jour par jour,
les moindres indispositions de leur auguste client, noter ses coliques ou ses éructations, tenir registre de
ses déjections, le tout entremêlé de panégyriques ou-
trés, arrosés de clystères et de saignées. En 1655, c'est
Vallot qui fait fonction d'historiographe. On va juger
en quels termes amphigouriques il dresse les bulletins
du souverain dont il a la garde.

Comme, dit-il, les plus grands rois ne sont point exempts
des atteintes des maladies et des infirmités qui arrivent
aux hommes, Sa Majesté, dans le plus beau de ses jours
et dans une jeunesse si tendre et si florissante, s'est ressenti d'un mal si grand et si extraordinaire, que je me
suis vu dans la dernière confusion et dans un tel accablement, que je ne crois pas qu'aucun de tous les premiers
médecins qui m'ont précédé ait eu jamais plus d'inquiétude que moi, ni remarqué un accident plus étrange, ni
plus considérable que celui qui est arrivé au roi à l'âge
de dix-sept ans.

C'est un début qui promet, et notre malin confrère
sait ménager ses effets. Voyons la suite :

Les quatre premiers mois de l'année se sont heureusement
écoulés sans la moindre incommodité du monde. Au commencement du mois de mai, ma joie a été troublée, après
avoir reconnu les marques d'un mal auquel je ne m'atten-
dais pas et qui m'a semblé le plus étrange du monde,
n'ayant jamais rien vu de semblable, ni dans les livres, ni
dans les expériences de tant de maladies que j'ai traver-
sées en si grand nombre depuis vingt-huit ans; et, après
avoir consulté les plus habiles médecins de l'Europe sous
des noms empruntés, je me suis trouvé aussi peu instruit
que la première journée. Enfin, après un étonnement ou
plutôt une interdiction extraordinaire, je me suis si fort

appliqué à rechercher la cause de cette maladie nouvelle
et inconnue, et aux moyens de la pouvoir guérir, que Dieu
m'a fait la grâce de rendre un service si considérable au
roi et à son Etat que j'ai sujet de reconnaître les bontés
que Dieu a eues pour le roi et pour ma conduite, dont il
s'est voulu servir pour le délivrer d'une incommodité de
cette nature, qui le menaçait de ne pouvoir jamais avoir
d'enfants et d'être dans une infirmité le reste de ses jours.

Quelle était donc la nature de cette maladie, qui
mettait dans un si grand embarras le médecin Vallot?
C'est ce que la suite du récit va peut-être nous apprendre.

Au commencement du mois de mai de l'année 1655,
poursuit Vallot, un peu auparavant que d'aller à la
guerre, l'on me donna avis que les chemises du roi étaient
gâtées d'une matière qui donna soupçon de quelque mal,
à quoi il était besoin de prendre garde. Les personnes
qui me donnèrent les premiers avis n'étaient pas bien
informées de la nature et de la qualité du mal, croyant
d'abord que c'était ou quelque pollution ou quelque maladie vénérienne; mais, après avoir bien examiné toutes
choses, je tombai dans d'autres sentiments et me persua-
dai que cet accident était de plus grande importance...
je n'avais pour lors de doute de la pureté de sa vie, non
plus que de sa chasteté...

Brave et candide docteur, comment pouvait-il avoir
une telle assurance? Au moins avait-il pris ses infor-
mations à bonne source? Il s'était simplement contenté de l'aveu du jeune prince qui avait protesté de
son innocence, et qui, d'ailleurs, ne s'était jamais
plaint de « cette décharge qui lui arrivait presque à
tout moment sans douleur et sans plaisir » ignorant
si elle était « une chose ordinaire ou non. » Y avait-il

lieu cependant de se méprendre sur la nature du mal,
quand on lit ces lignes:

La matière qui découlait sans douleur et sans aucun
chatouillement, comme j'ai dit ci-dessus, était d'une con-
sistance entre celle d'un blanc d'œuf et du pus, et s'attachait si fort à la chemise que l'on ne pouvait ôter les marques qu'avec la lessive ou bien avec le savon. La couleur
était d'ordinaire fort jaune, mêlée de vert; elle s'écoulait
insensiblement en plus grande abondance la nuit que le
jour...

Vallot va-t-il diagnostiquer, d'après ces symptômes,
un écoulement de nature blennorrhagique ? Ce serait
mal le connaître. Si ce fut son sentiment intime, il
n'avait garde d'en rien laisser paraître. La raison
d'Etat primait, pour lui, toute autre considération.
« Ces circonstances m'étonnèrent fort, dit-il sentencieusement, et me firent avoir la pensée qu'un mal si
extraordinaire ne pouvait survenir que de la faiblesse
des prostates et des vaisseaux spermatiques. »

Restait à expliquer au souverain les causes de son
mal. Mais Vallot est, quand il le veut, un esprit
inventif. « Vous faites, dit-il au roi, trop d'équi-
tation et de voltige. Vous éprouvez une faiblesse des
parties qui servent à la génération, — vous avez
besoin de grands ménagements. Cessez d'abord de
monter à cheval. Quant au traitement, je vais m'en
inquiéter, il demande de mûres réflexions. Songez
que c'est la première fois que la science enregistre un
cas semblable. »

La patience n'est pas toujours la vertu des rois,
et de Louis XIV moins que de tout autre. Il avait
hâte de partir en campagne, mais ne refusait pas tou-

tefois de se conformer docilement aux prescriptions de la Faculté.

Le traitement serait intermittent, mais il s'y soumettrait de si bonne grâce qu'on ne pourrait raisonnablement exiger plus. La saignée fut naturellement le premier remède que l'on appliqua, mais une saignée en règle, c'est-à-dire précédée d'un lavement et suivie d'un purgatif. On répéta les mêmes opérations à quelques jours de distance, après quoi « on usa des balsamiques et des émulsions. » Le traitement subit une interruption, les affaires obligeant le roi de partir pour Soissons, « où les remèdes furent continués avec l'usage de l'eau de pimprenelle. »

Survient la campagne de Flandre pendant laquelle Sa Majesté monte tous les jours à cheval et se fatigue beaucoup. Vallot en est tout désolé, et laisse percer ses inquiétudes.

Enfin le calme renaît et le premier médecin en profite pour droguer d'importance son client. « Je commençai, dit-il, par l'usage de mes tablettes martiales, composées avec mon sel de Mars, mon spécifique stomachique, les pierres d'écrevisses préparées, les perles et les coraux. » Tous les matins, le roi prenait ces tablettes dans son lit, à l'insu de tout son entourage.

Entre temps, et pour n'en point perdre l'habitude, on lui administrait quelques clystères rafraîchissants et aussi de l'eau de pimprenelle.

Le 7 septembre 1655, Vallot va trouver résolument le roi, et l'adjure de ne pas différer davantage à se traiter sérieusement. Il lui représente les terribles conséquences qui peuvent résulter de son indifférence, lui détaille par le menu toutes les infirmités qui

1.

l'attendent et enfin exige un témoignage indéniable de confiance.

Le roi, vivement ému, s'en remet à son médecin de tout ce qu'il pourra décider, et accepte, pour commencer la cure, de prendre les eaux de Forges que lui conseille Vallot.

Peu de temps après, Louis XIV part de Paris pour Fontainebleau où l'on fait apporter tous les jours, « par des officiers du gobelet à cheval », des eaux de Forges ; puis, des relais d'hommes à pied en apportaient toute la matinée une flottée, dont le roi usait à la manière ordinaire, non sans avoir été préparé par la saignée, après la purgation.

Commencé le 18 septembre, le traitement prenait fin le dimanche 30 octobre. Un accès de fièvre tierce força les médecins à le suspendre.

Il est maintenant permis de se demander quel était « ce flux continuel d'une matière séminale corrompue et infectée »; ce mal « qu'il fallait tenir caché » (1). Gui Patin a beau dire que le roi est « sobre, continent, sain de tout son corps », ou encore qu'il est « un prince bien fait... qui ne boit presque pas de vin, qui n'est point débauché, qui n'a nulle partie gâtée, ni intéressée »; Vallot pourra ajouter, en renchérissant : « Le mal ne provient d'aucun venin que les jeunes gens débauchés contractent d'ordinaire avec des femmes impudiques, parce que le roi n'avait pour lors couché avec aucune fille ou femme, » et ailleurs : « Ce mal n'a point été produit par des

---

1. Personne, écrit Gui Patin, ne sait ici la qualité du mal du roi. Guénaut même n'en fut pas d'accord avec Vallot. *Inde iræ et lacrymæ*. (Gui Patin, *Lettre 445 à Falconet*.)

pollutions sales et déshonnêtes, puisque le roi vivait
en une chasteté pure et sans exemple », nous avons
notre conviction faite, après la lecture des mémoires
si circonstanciés de *Marie-Élisabeth*, de *Saint-Simon*,
de la *Correspondance de Madame*, etc.

D'ailleurs, même sous son règne, les libellistes ne
se gênaient en aucune façon pour faire une allusion
très peu voilée aux nombreuses « passades » du Roi-
Soleil.

En 1655, l'année de la maladie que nous étudions,
Benserade ne craint pas de représenter le monarque
sous les traits d'un débauché. Dans le *Ballet des
Plaisirs, dansé par Sa Majesté, le quatrième jour
de février* 1655, il adresse à Louis XIV les vers suivants :

> Quel spectacle pour nous,
> Et d'où peut procéder en nous
> Le changement qu'on y remarque?
> Sur quelle herbe avons-nous marché.
> Quoy, faut-il qu'un si grand monarque
> Devienne un si grand débauché?
>
> C'est l'ordre que vos jeunes ans
> S'attachent aux sujets plaisants
> Et qu'ils ne demandent qu'à rire ;
> Mais ne soyez point emporté,
> Esvitez la desbauche, sire,
> Passe pour la fragilité.
>
> Il n'est ny censeur, ny régent,
> Qui ne soit assez indulgent
> Aux vœux d'une jeunesse extresme,
> Et pour embellir vostre cour,
> Qui ne trouve excusable mesme
> Que vous ayez un peu d'amour.

> Mais d'en user comme cela
> Et de courir par 'ci par là,
> Sans vous arrester à quelqu'une ;
> Que tout vous soit bon, tout égal,
> La blonde autant que la brune,
> Ha ! Sire, c'est un fort grand mal !

Ce dernier couplet n'est-il pas significatif ?

Au surplus, la thérapeutique, toute bizarre qu'elle soit, mise en usage par Vallot, est en faveur de l'hypothèse d'une maladie vénérienne.

Au début, le premier médecin administre des antiphlogistiques (la saignée) et des purgatifs. Plus tard, il soumet son malade, pendant trois semaines, à un traitement tonique.

« Sa Majesté buvait pour breuvage habituel, de la décoction de raclures de corne de cerf et d'ivoire, dans laquelle j'ai fait quelquefois dissoudre deux ou trois grains de sel de Mars. »

Puis il varie avec d'autres tablettes, constituées avec « son or diaphorétique, ses perles préparées et son *specificum stomachicum*. » On s'explique moins « les lavements sur les parties et la poitrine avec l'essence de fourmis, l'esprit d'écrevisses préparé selon ma recette et le baume du Pérou. »

Le reste est plus rationnel.

« J'ai pareillement préparé des fomentations de même nature ; mais, entre autres remèdes, les injections faites avec l'eau sucrée, le sel carabé (1), fort adouci avec un peu de baume de Saturne, ont fort heureusement réussi ; ce à quoi j'ai ajouté un peu de

---

1. Acide succinique.

teinture de miel rosat. L'opiat de rose de Provins vitriolé, avec les perles et le magistère de pierres d'écrevisses, a aussi beaucoup réussi. »

De l'opiat astringent, des injections d'acétate basique de plomb (extrait de Saturne), tout cela ne semble-t-il pas indiquer une blennorrhée, plutôt que des pollutions nocturnes?

Pourquoi, après tout, cet altier mais peu vertueux monarque aurait-il été affranchi des humaines misères? On lui avait dit, et il y ajoutait foi, qu'il était d'essence divine; mais on lui avait bien aussi prédit l'immortalité, ce qui ne l'empêcha point de payer à la Camarde le commun tribut.

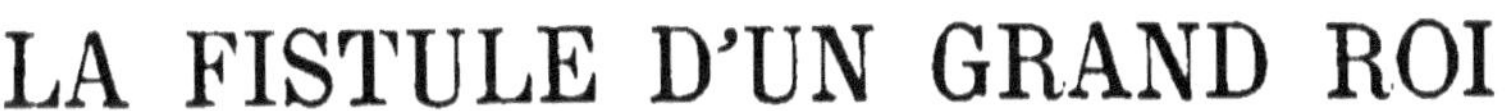

LA FISTULE D'UN GRAND ROI

LA FISTULE D'UN GRAND ROI

Nous sommes au mois de janvier de 1686. Le bruit court à Paris et à Versailles que le roi vient de s'aliter. Il souffrait, depuis quelques jours déjà, sans trop se plaindre, de vives douleurs dans la région anale, mais aujourd'hui les souffrances sont à ce point intolérables, qu'il a dû, sur les conseils de ses médecins, prendre le lit. Toute la cour est en émoi. On attend anxieusement les courriers pour avoir quelques nouvelles. Quel est donc ce mal mystérieux dont on a presque honte de s'entretenir? On chuchote que le roi est atteint d'hémorrhoïdes, affection vulgaire et assez répandue à l'époque. Les uns l'attribuent « à la plume dont on se servait dans les chaises, les carrosses et les autres choses qui servaient à la commodité, au lieu du crin dont on se servait autrefois. » D'autres en voient les causes dans « la grande quantité de ragoûts » que l'on consommait sur les tables royales.

En réalité, le roi était incommodé par un abcès de la marge de l'anus (1).

1. Dans l'année 1686, écrit Dionis (*Cours d'opérations chirurgicales*, p. 418-419), il survint au roi une petite tumour proche

Il semble que le traitement s'imposait ; il fallait, sans différer, pratiquer une incision libératrice. Mais ainsi que l'observe Dionis, chirurgien d'esprit judicieux, « on ne trouve pas toujours dans les grands cette déférence nécessaire pour la guérison. »

Une dame de la Cour, Mme de la Daubière, ayant réussi à faire accepter un emplâtre de sa composition, il est décidé que l'inventeur du remède assistera elle-même à la pose de son emplâtre, dont l'effet ne peut se produire sans doute sans cette précaution. Cinq jours après l'application du remède, le roi demande à ce qu'on lui retire l'emplâtre qui n'a fait qu'exaspérer ses souffrances.

Plus de vingt jours après l'apparition de la tumeur, on se décide enfin à donner issue au pus. Au lieu d'ouvrir l'abcès au bistouri, on se contente d'appliquer la pierre à cautère.

« Ce matin, à 10 heures, écrit Dangeau dans son journal, on appliqua au roi la pierre à cautère sur la tumeur ; on l'y laissa une heure et demie, et puis on ouvrit la peau avec le ciseau, mais on ne toucha point au vif. » On s'était contenté de fendre l'eschare, et quand celle-ci tomba, il se forma, comme le dit Dionis, un petit trou par où la matière s'écoula, et qui continua à suppurer. Bientôt on constata l'existence d'une fistule communiquant dans le rectum.

l'anus, en tirant du côté du périnée ; elle n'était ni enflammée ni beaucoup douloureuse. Elle grossit peu à peu, et, après avoir mûri, elle se perça d'elle-même, parce que le roi ne voulut pas souffrir que M. Félix, son premier chirurgien, en fît l'ouverture, comme il le proposait. Ce petit abcès eut la suite ordinaire de ceux où on ne fait pas une ouverture suffisante pour porter les remèdes dans le fond de la cavité ; il ne se fit qu'un petit trou à la peau par où la matière s'écoula ; il continua à suppurer et il devint fistuleux.

Quand on sut le roi atteint d'une fistule, ce fut à qui proposerait son remède pour le guérir. A la Cour, on montrait une foi aveugle dans toutes les recettes prétendues infaillibles. On dit au roi que les eaux de Barèges sont excellentes pour sa maladie, vite on cherche quatre personnes qui avaient le même mal et on les envoie à Barèges. M. Gervais, chirurgien ordinaire de Sa Majesté, fait des injections de ces eaux dans leur fistule pendant quelques jours, puis il ramène ses malades à Paris, sans avoir obtenu la moindre amélioration.

Une femme étant venue dire qu'elle s'était bien trouvée, en pareille circonstance, des eaux de Bourbon, on envoie quatre autres fistuleux à ces eaux, et ils en reviennent dans le même état qu'à leur départ.

Un religieux jacobin écrit directement à Louvois et lui fait part d'une eau merveilleuse contre les fistules. Un autre propose un onguent, un troisième, puis un quatrième, adressent leurs requêtes au ministre. Louvois, qui « ne voulait rien ménager, au dire de Dionis, pour une santé aussi précieuse que celle du Roy, fit meubler plusieurs chambres à la surintendance, où on mit des malades qui avaient des fistules, et on les fit traiter, en présence de M. Félix (le premier chirurgien), par ceux qui se vantaient de les pouvoir guérir. Une année s'écoula pendant toutes ces différentes épreuves, sans qu'il y en eût un seul de guéri. »

On fait alors venir le chirurgien Bessières, un des praticiens les plus en renom de la capitale, et on s'en rapporte d'avance à sa décision. « Tous les remèdes du monde, prononce le chirurgien, n'y feront rien sans l'opération. »

L'arrêt était formel, il ne restait qu'à l'exécuter. Mais les avis différaient sur le mode d'exécution.

On avait, le plus généralement, recours à la ligature. D'autre part, un certain Lemoyne, opérateur très répandu et réputé comme spécialiste pour la guérison des fistules, préconisait la cautérisation (1); Félix était plutôt partisan de l'incision.

Le roi avait la plus grande confiance dans son premier chirurgien et était tout décidé à accepter l'incision. Mais auparavant il voulait qu'on discutât en sa présence les divers procédés et qu'on justifiât la préférence qu'on accordait à telle méthode plutôt qu'à telle autre. Félix dut alors expliquer que la ligature ne coupait les chairs qu'au bout d'un long temps, qu'il fallait la serrer tous les jours, ce qui ne se faisait pas sans douleur ; que le caustique n'exerçait son action qu'après plusieurs semaines, et qu'il provoquait des souffrances très vives ; que l'incision était également très douloureuse, mais qu'elle avait cet avantage d'amener une guérison complète et dans un délai prompt. Le roi, désormais convaincu, accepta le traitement le plus sûr et le plus rapide, c'est-à-dire l'opération par un instrument tranchant.

1. La méthode, dit Dionis, consistait dans l'usage du caustique, c'est-à-dire qu'avec un onguent corrosif dont il couvrait une petite tente qu'il fourrait dans l'ouverture de l'ulcère, il en consumait peu à peu la circonférence, ayant soin de grossir tous les jours la tente, de manière qu'à force d'agrandir la fistule, il en découvrait le fond. S'il y avait de la callosité, il la rongeait avec son onguent, qui lui servait aussi à ruiner les clapiers, et enfin, avec de la patience, il en guérissait beaucoup. Cet homme est mort vieux et riche parce qu'il se faisait bien payer, en quoi il avait raison, car le public n'estime les choses qu'autant qu'elles coûtent. Ceux à qui le ciseau faisait horreur, se mettaient entre ses mains ; et, comme le nombre des poltrons est fort grand, il ne manquait point de pratiques. (Cité par Le Roi, p. 61-62.)

Félix, qui n'avait jamais pratiqué cette opération, mais qui connaissait tout ce que les auteurs anciens avaient écrit sur la matière, demanda, pour se faire la main, qu'on lui adressât tous les fistuleux qui se pourraient trouver dans les hôpitaux. Il avait daigné opérer lui-même, ce qui faisait l'admiration de tous. « Les jeunes chirurgiens, dit l'abbé de Choisy, avaient redoublé leur application en voyant leur chef travailler de la main comme un autre (1). »

Pour faire l'incision de la fistule, Galien avait inventé un instrument d'une forme particulière, auquel il avait donné le nom de *Syringotome*, du nom même de la fistule (*Syrinx*, flûte.) C'était un bistouri, en forme de croissant, à manche contourné, et dont la pointe était terminée par un stylet long, pointu et flexible. Félix fit subir à l'instrument de Galien un notable changement. Il fit faire un simple bistouri courbe, à lame très étroite, terminée, comme le syringotome, par un stylet, mais en argent recuit, et long de plusieurs pouces. Le tranchant de la lame était recouvert d'une chape d'argent, faite exprès pour être introduite dans la fistule sans blesser les parties (2).

L'instrument, dont Félix se servit pour le roi, reçut, depuis ce moment, le nom de *bistouri à la royale* (3).

Louis XIV était à Fontainebleau, quand l'opération fut arrêtée. Le 15 novembre 1686, il arrive à Versailles. Le dimanche 17, il monte à cheval, va visiter ses jardins, ses réservoirs, soupe le soir avec la famille royale

1. *Mémoires*, édition Michaud, t. XXX, p. 620.
2. Le Roi, *Curiosités historiques sur Louis XIII, Louis XIV et Louis XV*, p. 64.
3. Le Roi, *ibid.*, p. 66.

et parut tout le temps fort tranquille et fort gai (1).

Le lendemain, 18 novembre, au lever du jour, tout se prépare dans le cabinet des Bassans *pour la grande opération*. Le cabinet des Bassans, ainsi nommé parce que c'était un cabinet orné des tableaux du Bassan, faisait partie du salon dit de l'*Œil-de-Bœuf*. Le salon de l'Œil-de-Bœuf était alors coupé en deux : la pièce la plus rapprochée de la chambre à coucher (où le roi devait s'installer quelques années plus tard en 1701) était la chambre du roi : l'autre pièce était le cabinet des Bassans.

Tout est disposé pour l'opération. Pour ne pas éveiller les soupçons, il a été convenu que chacun de ceux qui doivent y assister ou y participer, entreront, séparément et par des portes différentes, au palais.

Vers 5 heures, les apothicaires font leur entrée chez le roi et se mettent en mesure de lui administrer le lavement préparatoire. Un peu avant 7 heures, Louvois est allé prendre chez elle Mme de Maintenon. Ils arrivent de compagnie et trouvent chez le roi le Père La Chaise, son confesseur; d'Aquin, son premier médecin; Félix, premier chirurgien; Fagon, Bessières et un élève de Félix, Laraye, qu'on appelait alors son *garçon*.

Après s'être fait expliquer par Félix le maniement des instruments, le roi se déclare prêt. On place le malade sur le bord du lit , un traversin sous le ventre, les cuisses écartées et maintenues par deux des apothi-caires.

Quand Félix eut achevé l'opération, on fit un pan-

1. *Journal de Dangeau.*

sement à l'aide de charpie, recouverte d'un liniment, composé d'huile et d'un jaune d'œuf, puis on appliqua les compresses et le bandage, comme on le fait aujourd'hui. Le pansement terminé, on replaça le roi dans son lit, et aussitôt « la porte fut ouverte à ce qu'on appelle la première entrée, c'est-à-dire aux personnes qui ont le droit d'entrer les premières au lever. Les autres n'entrèrent pas parce qu'il n'y eut pas de lever (1).»

Dès qu'on connut l'heureuse issue de l'opération, ce fut une joie générale. On ne revenait pas de la fermeté et de l'héroïsme du roi. Monseigneur et Madame, qui étaient à Paris; M. le Prince et M. le Duc, qui étaient à Fontainebleau, avaient été prévenus. Tous les courtisans étaient accourus. Chacun se flattait d'avoir sa fistule; et ceux qui en étaient véritablement atteints demandaient aux chirurgiens de leur connaissance de leur faire l'*opération du Roi*.

« Il y a même eu des courtisans qui ont choisi Versailles pour se soumettre à cette opération, écrivait Dionis, parce que le roy s'informait de toutes les circonstances de cette maladie. Ceux qui avaient quelque petit suintement ou de simples hémorrhoïdes ne différaient pas à présenter leur derrière au chirurgien pour y faire des incisions. J'en ay vu plus de trente qui voulaient qu'on leur fît l'opération et dont la folie était si grande qu'ils paraissaient faschez lorsqu'on les assurait qu'il n'y avait point nécessité de la faire (2). »

Dans les premiers jours qui suivirent l'opération,

1. *Mercure galant*, p. 329-330.
2. Dionis, cité par Franklin, *Les Chirurgiens*, Plon, 1893, p. 141.

tout alla bien. Les pansements étaient faits régulière-
ment, le malade ne souffrait pas, et la guérison
s'annonçait prochaine.

Mais soit que l'on se fût trop pressé de diminuer la
grosseur de la mèche, soit pour tout autre motif, l'on
s'aperçut, le quinzième jour, qu'une partie des bords
s'était cicatrisée avant le fond, et que la fistule menaçait de reparaître de nouveau. Le 6 décembre, on
chercha à détruire par quelques légers coups de
ciseaux cette cicatrisation trop rapide, mais sans
obtenir le résultat désiré. Enfin, le lundi 7 décembre,
c'est-à-dire vingt et un jours après la première
opération, l'on fut obligé de détruire la nouvelle
cicatrice à l'aide de plusieurs incisions, et de mettre à
nu le fond de la fistule (1).

Ces débridements furent très douloureux, mais le
roi les supporta sans proférer une plainte. La cicatrisation fut rapide et, le 11 janvier 1687, soit cinquante-
quatre jours après l'opération, le roi put effectuer sa
première promenade dans l'orangerie de Versailles.

Louis XIV témoigna sa reconnaisance à ceux qui
l'avaient opéré, avec cette largesse dont les monarques
font montre si volontiers, quand l'argent sort de la
poche de leurs sujets.

Le premier chirurgien fut le plus favorisé. Outre
une gratification de 300.000 livres et le don de
la terre des Moulineaux, il fut anobli quatre ans
après et autorisé à s'appeler, au lieu de Félix
Tassy, Félix tout court. Il recevait, de plus, le titre
d'écuyer.

Daquin reçut 100.000 livres; Fagon, 80.000 livres;

---

1. Le Roi, *loc. cit.* p. 71-72.

Bessières, 40.000 livres et chacun des apothicaires, au nombre de quatre, 12.000 livres...

Nous nous sommes complu à conter, dans ses moindres détails, l'opération faite à Louis XIV, parce qu'elle marque une date dans l'histoire de la chirurgie. Le procédé opératoire, mis pour la première fois en usage, n'a subi jusqu'à nos jours que de légères modifications. Il a été un des premiers triomphes sur les doctrines rétrogrades des anciens.

Désormais s'ouvrait une ère nouvelle : les barbiers faisaient place aux *chirurgiens*.

LES MALADIES DE LOUIS XV

LES MALADIES DE LOUIS XV

« Louis XV a douze ans. Il porte son chapeau comme le feu roi et c'est tout ce qu'il aura de Louis XIV (1). »

Le jeune roi a aussi hérité du grand aïeul son profil bourbonien et « cette lèvre charnue et de race où s'éveille la malice. » Dès ses premières années, il a manifesté ses dispositions héréditaires pour la table (2) et les exercices du corps. « Louis XV mangeait à étonner, » dit le chroniqueur Barbier. Mais l'estomac a beau être complaisant, quand on lui fait violence, il proteste à sa façon. Toutes les maladies d'enfance de Louis XV sont amenées, ou par un abus de nourriture, ou par la fatigue excessive d'une journée de chasse. Presque tous les mois on est obligé de le purger pour évacuer le trop-plein. Enfant frêle et souffreteux, il n'était pas sans inspirer de sérieuses inquiétudes à son entourage. Avec cela, mélancolique à l'excès, boudant au travail, prompt à la fatigue, il

1. De Goncourt, *Portraits intimes du* xviiie *siècle.*
2. Les *Mémoires du duc de Luynes* nous apprennent que les dépenses de sa table étaient augmentées tous les ans d'une façon sensible. Fixées d'abord à 7 ou 8.000 livres par mois, elles étaient, en 1750, de 20.000 livres ; en 1752, elles atteignaient 30.000 livres.

laissait entrevoir l'homme qui ferait le plus vilain métier, le métier de roi, le plus à contre-cœur possible (1). Dans les cours étrangères on chuchotait sur ce roitelet de douze ans, majesté ennuyée et déjà lasse de vivre en venant au monde.

Pour dissiper ces impressions, le premier ministre Dubois écrivait aux agents de la France à l'extérieur : « Soyez certain que tout ce que vous entendrez débiter malignement sur la faiblesse du tempérament du roy et sur sa mélancolie, est entièrement faux. Sa santé est parfaite. Il se fortifie tous les jours, et il n'y a aucune de ses journées, où, après avoir donné la matinée à ses études, il ne prenne quelque nouveau divertissement l'après-midy ; entre un très grand nombre de jeunes seigneurs qui sont autour de Sa Majesté, il n'y a personne qui ait plus de gayeté qu'elle... » De ces démentis officieux on sait ce qu'il faut croire.

Un peu plus tard, le jeune roi est tourmenté d'un mal étrange, dont il s'alarme fort dans son ignorance candide : la virilité le tourmente pour la première fois. « Le roi a eu un mal fort plaisant, et qu'il n'avait point encore senti — note sur ses feuilles volantes Mathieu Marais. — Il s'est trouvé homme. Il a cru être bien malade et en a fait confidence à un de ses valets de chambre qui lui a dit que cette maladie-là était un signe de santé. Il en a voulu parler à Maréchal, son premier chirurgien, qui lui a répondu que ce mal n'affligerait personne, et qu'à son âge, il ne s'en plaindrait pas. On appelle cela, en plaisantant, *le mal du roi* (2). »

1. De Goncourt, *loc. cit.*, p. 4.
2. *Journal de Mathieu Marais*, t. I.

La première vraie maladie de Louis XV date de 1724. Jusque-là, on l'a quelquefois saigné, des bras et du pied, pour des indispositions légères, qui n'ont présenté aucun caractère de gravité.

Le 31 juillet 1726, le roi s'est réveillé avec un fort mal de tête et de gorge. Des rumeurs d'empoisonnement commencent à circuler. Le 1ᵉʳ août, un frisson survient, et, dans l'après-midi, le mal de tête et de gorge ne faisant qu'augmenter, le roi se met au lit. Les médecins, réunis à son chevet, proposent une saignée. Maréchal s'y oppose énergiquement, mais, sur l'intervention d'Helvétius, qui déclare que « si c'était son fils, il le saignerait à l'instant, » la Faculté représentée par Dumoulin, Sylva, Camille et Falconet, décide qu'on piquera la veine. Le lendemain, quand l'abbé de Fréjus, devenu plus tard cardinal de Fleury, vient annoncer au roi qu'on va lui faire une seconde saignée au pied : « Quoi, lui dit Sa Majesté, effrayée et changeant de couleur, serais-je en danger ? — Non, de répondre M. de Fréjus, il n'y a plus rien à craindre, mais c'est pour hâter la guérison de Votre Majesté. — Eh ! bien, répliqua le roi, qu'on me saigne ! » Le jour suivant, comme les symptômes ne s'amendent pas, les médecins commencent à perdre la tête. Après la saignée, on avait donné à l'auguste malade deux verres de manne avec un grain d'émétique dans chaque, puis un lavement avec du tabac... Mais voici venir Saint-Simon, qui a ses grandes et ses petites entrées et qui va nous introduire à sa suite dans la chambre royale.

Je la trouvai fort vide, nous conte le mémorialiste. M. le duc d'Orléans, assis au coin de la cheminée, était fort esseulé et fort triste. Je m'approchai de lui un moment, puis j'allai au lit du roi. Dans ce moment, Boulduc, un de ses apothicaires, lui présentait quelque chose à prendre. La duchesse de la Ferté qui, par la duchesse de Ventadour, sa sœur, avait toutes les entrées comme marraine du roi, était sur les épaules de Boulduc, et, s'étant tournée pour voir qui approchait, elle me vit, et tout aussitôt, me dit entre haut et bas : « Il est empoisonné, il est empoisonné. » — Taisez-vous donc, madame, lui répondis-je, cela est horrible. » Elle redoubla si bien et si haut que j'eus peur que le roi l'entendît. Boulduc et moi, nous nous regardâmes et je me retirai aussitôt d'auprès du lit et de cette enragée, avec qui je n'avais nul commerce... La maladie ne fut pas longue et la convalescence fut prompte.

Grâce à Helvétius, qui prescrivit une dose assez forte d'émétique, le roi eut une terrible évacuation par en haut et par en bas, qui le soulagea incontinent. Comme Sa Majesté avait tout rendu dans son lit, n'ayant pas voulu se lever pendant sa maladie pour aucune de ses nécessités, la reine] qui entra dans le moment, et « qui vit le roy dans toutes ces ordures », crut que Sa Majesté baignait dans son sang, « de sorte qu'elle se mit à pleurer extrêmement, pendant que les autres se réjouissaient, regardant l'évacuation que venait d'avoir le roy comme sa délivrance. » Le roi allait de mieux en mieux et la convalescence s'annonçait favorablement, quand un accident des plus minimes faillit tout remettre en question. Comme on avait remarqué une tache rouge au visage du roi, trois des médecins qui le soignaient étaient d'avis que c'était la variole, trois autres que ce ne l'était point. A y regarder de plus près, on constata qu'il s'agissait tout simplement d'une piqûre de cousin !

Maréchal, le premier chirurgien, que sa situation autorisait à parler au roi sans ménagements, gourmanda sévèrement le jeune monarque. Il lui représenta qu'il devait se conserver pour ses peuples, et qu'au lieu de cela, il ne faisait que courir à la chasse, souper le soir avec des calotins, manger des vilenies ; que feu Louis XIV aimait la chasse, mais qu'il n'avait jamais couru qu'un cerf par jour et non trois comme lui, et plusieurs autres choses aussi libres, que Louis XV écouta patiemment, promettant d'en tirer profit...

Quand le bruit se répandit du rétablissement du roi, ce fut un débordement de *Te Deum* et de réjouissances populaires. *Te Deum* à la Sainte-Chapelle où assista tout le Parlement ; *Te Deum* à Notre-Dame, prescrit par le Prévôt des marchands et des échevins, tandis que le lieutenant de police ordonnait des feux de joie dans tous les quartiers de la capitale (1).

Il faut arriver à l'année 1744 pour trouver signalée par les historiens, avec quelques détails, une nouvelle maladie du roi (2). On lit bien, à la date du 26 novembre 1728, dans le *Journal de Barbier* : « Voici une nouvelle qui fait bien oublier les autres. Hier, la fièvre a pris au roi, à Fontainebleau, et aujourd'hui on apprend que c'est la petite vérole qui s'est déclarée. » Mais le mal suivit son cours et c'est à peine s'il en fut fait mention.

1. Pour la relation de cette maladie de 1726, nous avons mis à profit : Jobez, *La France sous Louis XV*, t. II. p. 300 et suiv. ; Saint-Simon, *Mémoires*, t. XVII, p. 259 ; *Revue rétrospective*, 1886, t. III, p. 253 à 257, etc.

2. Pour la maladie de 1744, nous avons consulté : Jobez, déjà cité, et surtout Guerlin : *Amiens pendant la maladie de Louis XV*,

En 1744, Louis XV était, depuis quelques jours à peine, arrivé à Metz, où il était venu rejoindre son armée, quand, à la suite d'un repas copieux, il se sentit pris d'un malaise vague, accompagné d'un état fébrile prononcé. Les médecins étaient divisés sur la nature de la maladie. Était-ce une fièvre putride ou bien un abcès du cerveau? Les deux hypothèses furent tour à tour discutées, sans qu'on parvînt à tomber d'accord. Une saignée au bras fut décidée et une purgation pour le lendemain. La médecine avait produit d'abondantes évacuations, mais le mal de tête et la fièvre persistaient. Une saignée du pied et un second purgatif sont alors prescrits par les médecins. Le même jour, 11 août, à 8 heures du soir, une nouvelle saignée du pied est pratiquée. La nuit et les jours suivants survient une transpiration abondante, le pouls est plus calme, la céphalalgie s'atténue; il ne reste qu'une douleur localisée à la tempe droite.

Le 12, les évacuations continuent. Le 13, à 3 heures du matin, la fièvre redouble ; troisième saignée du pied à 7 heures. La fièvre ayant repris le roi vers 6 heures, on ordonne une quatrième saignée du pied. Même médication, le 14, à 6 heures du matin, tandis qu'on cherche à maintenir la liberté du ventre à l'aide de purgatifs. Une application de sangsues est faite le même jour à la tempe droite. La fièvre redouble à 10 h. 1/2 du soir, le malade est fortement agité. Au matin, on lui applique les vésicatoires. Dans l'après-midi, une légère amélioration se manifeste.

Le 15, le mieux se maintient, l'accès de fièvre reparaît, mais beaucoup plus tard qu'à l'heure où il survient d'ordinaire. Le roi entre en convalescence le 19. Le 24, il a pu prendre deux potages, et est resté levé, le lendemain, pendant près de quatre heures.

Bien que cette maladie ait été de courte durée, ses péripéties n'en avaient pas moins été alarmantes.

Cependant le roi avait éloigné sa favorite, Mme de Châteauroux (1).

A un moment, la situation était devenue à ce point menaçante que le roi, se croyant aux approches de la mort, avait fait appeler son confesseur et son aumônier, et reçu le même jour l'Extrême-Onction. Le lendemain, on récita les prières des agonisants, et les médecins, La Peyronie en tête, déclarèrent unanimement que tout espoir était perdu. Ce fut une explosion de douleur dans tout le royaume.

La foule assiégeait les bureaux de poste, les employés placardaient les bulletins sur les murs de l'hôtel et aux portes des ministres. Partout on faisait dire des messes pour la santé du roi. Le casuel des curés avait atteint un chiffre inconnu jusqu'alors (2). On ne comptait plus que sur la divine Providence, quand on apprit soudain que le roi était rétabli. Un empirique

---

1. Renvoyée le 14 août 1744, la duchesse de Châteauroux mourut subitement le 8 décembre suivant, le jour même où Louis XV la rappelait auprès de lui.

« Le jour de la mort de Mme de Châteauroux, raconte Chamfort, Louis XV paraissait accablé de chagrin; mais ce qui est extraordinaire, c'est le mot par lequel il le témoigna : « Être malheu-« reux pendant quatre-vingt-dix-huit ans, car je suis sûr que je « vivrai jusque-là! » Je l'ai ouï raconter, ajoute Chamfort, par Mme de Luxembourg, qui l'entendit elle-même, et qui ajoutait : « Je n'ai raconté ce trait que depuis la mort de Louis XV. » Ce trait méritait pourtant d'être su, pour le singulier mélange qu'il contient d'amour et d'égoïsme. (Guerlin, *loc. cit.*, 8.)

2. Jobez, ouv. cité., t. III, p. 381.

avait réussi là où les bonnets carrés avaient piteusement échoué. Ce qui n'empêchait pas La Peyronie de se faire gloire de cette guérison comme d'un succès personnel.

Le premier chirurgien écrivait, en effet, au procureur général du Parlement de Paris (1) :

Depuis 9 heures que j'ay écrit, par un courrier de M. le comte d'Argenson, le détail de la nuit du roy, le sommeil de Sa Majesté a continué et dure encore : il n'a esté interrompu que pour prendre un bouillon et deux tasses de thé pour entretenir une douce transpiration qui a commencé de le prendre il y a environ une heure. La tête est libre et sans la moindre douleur, le poulx est presque dans son état naturel. Mon assiduité auprès du roy et le départ précipité des courriers qui ont esté chargés des bulletins, ne m'ont pas permis de les signer tous, mais ils ne sont pas moins vrais.

Je profite du retour de M. Dufranc pour écrire ce petit mot de consolation qui doit rendre la vie à tous les sujets du roy.

LAPEYRONIE.

A Metz, ce mercredi 19 aoust 1744, à midi.

Le post-scriptum portait : « Il est une heure, et le roi dort encore. »

On se félicita généralement de l'heureuse issue de la maladie royale. Dès qu'on fut assuré que le roi était hors de danger, des transparents reproduisirent en lettres de feu le surnom de *Bien-Aimé* dont un courtisan avisé venait de gratifier le souverain.

Dans son enthousiasme, le peuple réclamait une vic-

1. *Revue des documents historiques*, 1880, p. 157.

time expiatoire : la duchesse de Châteauroux, maîtresse du roi, fut rendue responsable de l'événement
qui venait de se produire. Le peuple, dans sa langue
imagée, eut vite fait de préciser ses griefs : « Il reprend
sa guinche, dit un gavroche du temps, eh! bien, s'il
retombe malade, il n'aura pas de nous un *pater* (1). »

Trente ans plus tard. — Louis XV est obèse et presque impotent.

Il continue à prendre part aux chasses, mais il
tombe fréquemment de cheval et s'évanouit à chaque
instant.

Son affection dyspeptique le tourmente de plus en
plus.

Il s'est d'abord soumis au régime de l'eau de Vichy,
puis il a modifié l'heure de ses repas ; il en est arrivé
à ne plus manger qu'une fois par jour. La maladie
suit tout de même son cours. C'est que le roi n'est plus
de la première jeunesse. Il vient d'atteindre sa soixante-
troisième année, une année que la médecine du temps
regarde comme une date climatérique et fatale aux
vieillards (2). Malgré de fréquentes indispositions, il
n'a rien voulu changer à son train de vie, dédaigneux
des sages conseils de son chirurgien La Martinière qui

1. De Goncourt, *La duchesse de Châteauroux*, p. 385, note.
2. *Anecdotes secrètes sur la comtesse du Barry*, 1775. A rapprocher de ce passage des *Nuits attiques* d'Aulu-Gelle, (édition
Panckouke), t. III, p. 63 : « On a constaté, et l'expérience remonte
très haut, que chez presque tous les vieillards, la soixante-troisième année de la vie amène avec elle quelque péril ou quelque
catastrophe, ou une grave maladie pour le corps, ou des chagrins
pour l'âme, ou la mort. Aussi ceux qui font un objet d'étude des
faits et des paroles qui se rapportent à cette particularité, appel-
lent climatérique cette année de la vie. L'avant-dernière nuit, je
lisais les *Lettres d'Auguste à son petit-fils Caïus*, et je me sen-
tais entraîné par la beauté d'un style simple et facile qui ne respi-

l'a engagé à ne pas se contenter « d'enrayer, mais à franchement dételer. »

Le 27 avril 1774, Louis XV, qui a couché la nuit précédente à Trianon, se trouve, au réveil, « incommodé de douleurs de tête, de frissons et de courbature. » Une chasse étant projetée pour l'après-midi, il décide d'y prendre part, mais, incapable de la suivre, il s'y fait transporter en carrosse. Vers 5 h. 1/2, il est de retour à Trianon. Mme du Barry, qu'on a prévenue, accourt lui prodiguer ses soins. Quelques lavements qu'on a administrés au roi, n'ont amené aucun soulagement. La du Barry, qui ne veut pas croire à la gravité du mal, recommande à ses gens la plus complète discrétion, conservant l'espoir que le roi n'a qu'un malaise qui ne peut tarder à se dissiper.

La nuit suivante, les douleurs, que le roi a ressenties pendant le jour, reparaissent, en même temps que le malade se plaint de souffrir des reins.

Le Monnier, premier médecin ordinaire du roi, est appelé, et, sans se montrer très affirmatif, met sur le compte de la pusillanimité du roi l'exagération des symptômes dont il se plaint. Le chirurgien La Marti-

rait ni la morosité, ni l'inquiétude. Je rencontrai dans une lettre l'allusion suivante à cette année redoutable (je copie textuellement cette lettre) :

« Le neuvième jour avant les calendes d'octobre. — Salut, mon cher Caïus, mon doux ami, toi dont l'absence est toujours pour moi un sujet de regret ; dans des jours tels que celui-ci surtout, mes yeux cherchent partout mon Caïus : en quelque lieu que tu sois, j'espère que tu as célébré le soixante-quatrième anniversaire de ma naissance. J'ai, comme tu le vois, échappé à la soixante-troisième année, année climatérique, écueil ordinaire des vieillards. J'ignore quel temps il me reste à vivre ; mais je prie les dieux de faire en sorte que vous trouviez après moi la république florissante et digne de passer entre vos mains qui, je l'espère, en sauront prendre les rênes avec fermeté. »

nière, envoyé par le Dauphin, se rendait-il un compte plus exact de la situation, ou avait-il seulement le dessein de contrarier les vues de la favorite, toujours fut-il qu'il décida qu'on conduirait ce jour-là même le roi à Versailles, sans s'inquiéter des protestations de l'entourage.

A 4 heures, les voitures étant arrivées, le roi est transporté en robe de chambre à Versailles. C'est la bataille des appétits qui va se livrer, furieuse, autour du lit d'un moribond.

Le Monnier, tout à l'heure si optimiste et maintenant disposé à faire appel aux lumières de ses confrères, d'accord avec La Martinière, a prescrit une saignée, en attendant l'arrivée de Lorry et de Bordeu, qu'on a prévenus en toute hâte. Le roi a désigné Lorry, à l'instigation du duc d'Aiguillon, l'âme damnée de la du Barry. Quant à Bordeu, c'est une des gloires scientifiques de l'époque ; c'est surtout le médecin de Mme du Barry, celui qui la soigne depuis l'enfance, qui l'a vue aux différentes époques de sa vie ; un bel esprit autant qu'un docte praticien, qui sait amuser la maîtresse royale « par ses contes et par sa gaieté, et avait encore plus de crédit que personne sur la hautaine comtesse. » Bouvard a été écarté. A peine a-t-on autorisé Lassone, médecin de Mme la Dauphine, à se joindre aux consultants, sur la proposition de Le Monnier qui a insisté pour faire admettre son collègue à ce conseil suprême.

Midi vient de sonner aux horloges de Versailles. Les médecins sont tous arrivés. Après l'examen du malade, ils se concertent et prononcent sentencieusement que le roi est atteint de « fièvre catarrhale » et qu'une saignée, la seconde depuis le matin, est indiquée. On arrête qu'elle sera pratiquée à 3 h. 1/2, et, s'il est nécessaire, qu'on en fera une troisième dans la nuit ou dans la journée du lendemain, si le mal de tête persiste.

« Une troisième saignée! c'est donc une maladie! s'écrie Louis XV atterré; ne pourrait-on se dispenser de cette troisième saignée? » Les médecins, fort ébranlés par cette attitude du roi, hésitaient.

« On les entoura, on les chambra, on fit envisager aux honnêtes ou à ceux qu'on croyait tels, combien le roy avait été frappé de l'idée de cette troisième saignée, combien il se croirait malade s'il se la voyait faire.... A ceux que l'on croyait moins honnêtes on montrait que la troisième saignée allait faire recevoir les sacrements, renvoyer Mme du Barry, et, par conséquent, qu'ils s'en feraient en l'ordonnant une ennemie irréconciliable, car on ne mettait jamais en doute qu'elle revînt bientôt après..... » Le résultat de ces conciliabules fut l'adoption d'un moyen terme. On s'en tiendrait à la deuxième saignée, mais on la pratiquerait copieuse.

Le roi perdit à peu près la valeur de quatre grandes palettes, ce qui ne manqua pas de l'affaiblir beaucoup. Comme son mal de tête était aussi violent, il se mit à apostropher les médecins, leur reprochant de lui cacher la vérité, geignant et se lamentant, se raccrochant désespérément à la vie qui le quittait. La Faculté était là au grand complet. Pas moins de quatorze médecins, chirurgiens ou apothicaires entouraient le roi. Les quatorze assistants devaient, dans l'esprit du roi, former comme un rempart contre la mort qui le guettait. Par ordre de préséance, chacun d'eux s'approchait du lit, ouvert de telle sorte qu'un seul pouvait y accéder, et chacun donnait son avis sur l'état du précieux malade. Pendant que s'effectuait le défilé, le roi tenait ses mains appuyées sur les yeux, pour les préserver de la lumière qui l'aveuglait. Il continua à observer la même précaution quand les docteurs furent appelés, à tour de rôle, à lui tâter le ventre. Un garçon de la chambre était spécialement chargé de cet office : il s'employait à ne laisser arriver les rayons que sur la partie que l'on voulait éclairer. Il remplissait même son rôle avec tant de zèle qu'il provoqua, inconsciemment, une scène d'une hilarité bouffonne que le duc de Liancourt, « grand-maître de la garde-robe en survivance » a ainsi racontée :

Il fut question, dit le duc de Liancourt, de donner un lave ment au roy. On le traîna à grand'peine sur le bord de son lit, et là on le porta dans l'attitude convenable à la circonstance, c'est-à-dire le visage enfoncé dans l'oreiller et le derrière à découvert et en position. La Faculté, rangée autour du lit, fit place, en se mettant en haye, au maître apoticaire qui arrivait, la canulle à la main, suivi du garçon apoticaire qui portait respectueusement le corps de la seringue, et du garçon de la chambre, qui portait la lumière destinée naturellement à éclairer la scène. M. Forgeau (c'est le nom du maître apoticaire), placé avantageusement, allait poser et mettre en place la canulle quand, tout à coup, le garçon de la chambre, voyant que la lumière qu'il porte donne en plein sur le derrière royal, et imaginant apparemment que son effet peut être dangereux pour la santé ou au moins la commodité de Sa Majesté, arrache avec précipitation de dessous le bras d'un médecin, un chapeau, et le place entre la bougie et le lieu où M. Forgeau dirigeait toute son attention. J'aurais peine à peindre la colère servile et méprisante de l'apoticaire, à qui cette éclipse avait fait manquer son coup, l'étonnement des médecins, l'indignation du petit garçon apoticaire et l'envie de rire de la partie de l'assemblée, heureusement placée pour être témoin de cette scène... (1).

Les médecins, persistant dans leur erreur, croyaient le roi atteint de fièvre humorale. Bordeu, chez Mme du Barry, Lorry, chez M. d'Aiguillon, n'avaient pourtant pas dissimulé leur inquiétude. Tout Versailles était dès lors persuadé que le roi avait une « grande maladie ».

La famille royale s'était rapprochée, prête à toute éventualité.

Comme des rougeurs commençaient à apparaître, on faisait croire au roi qu'il avait un « érésipèle boutonné (2). » Vers 10 heures du soir, le 29 avril, une lumière, approchée par hasard du visage du malade, fit voir des boutons déjà saillants, à fleur de peau, sur la nature desquels il n'était plus possible de se méprendre. Le cardinal de la Roche-Aymon, grand aumônier de France et de la Cour, fut chargé d'annoncer le premier au roi qu'il était atteint de la variole. Les médecins se montraient plus rassurés. Maintenant qu'on savait à quelle affection on avait à faire, on pourrait diriger le traitement en conséquence. La maladie suivrait son cours normal et si des complications ne survenaient point, tout irait pour le mieux. Sans doute, le roi était très âgé. « On ne revient pas, à mon âge, de cette maladie, » avait-il dit dès les premiers

---

1. *Revue rétrospective*, 2ᵉ semestre, 1885, p. 19-20.
2. *Correspondance entre Marie-Thérèse et Mercy-Argenteau* t. II, p. 144.

moments. Mais n'avait-on pas l'exemple de gens de soixante et même soixante-dix ans qui avaient été guéris de la variole? Presque tout le monde répétait autour du roi : « Voilà qui va bien ; c'est l'affaire de neuf jours et d'un peu de patience. » Comme quelqu'un disait à Bordeu : « Écoutez ces messieurs qui sont charmés parce que le roi a la petite vérole! — Sandix ! dit Bordeu, c'est apparemment qu'ils héritent de lui. La petite vérole à soixante-quatre ans, avec le corps du roi, c est une terrible maladie! (1). »

Comment Louis XV, qui avait déjà été attaqué de la variole en 1728, en fut-il de nouveau atteint? Où avait-il pris les germes du mal? C'est ce qu'il n'est peut-être pas inutile de rechercher. Une des versions les plus connues est rapportée par Voltaire dans une brochure intitulée : *Louis XV et la fatalité.* D'après cet historien, Louis XV aurait rencontré, à la chasse, un enterrement de jeune fille. Comme il demandait de quoi elle était morte, on lui aurait répondu : de la variole. Très superstiticux et très pusillanime (2), le roi en aurait été très frappé, et dès lors, aurait incubé la maladie à laquelle il devait succomber. Voltaire ajoute que le dentiste du roi, Bourdet, en visitant la bouche royale, aurait reconnu, à l'aspect des gencives, les approches d'une maladie grave et qu'il aurait fait part de ses pressentiments à un ministre d'État.

Pour d'autres auteurs, la mort du roi aurait eu une cause moins noble. « Les derniers jours d'avril, conte l'abbé Baudeau, le roi était à Trianon avec la du

1. *Revue rétrospective, loc. cit.* 25.
2. Voir à cot égard les *Mémoires de Mme du Hausset.*

Barry. En se promenant, ils virent une petite vachère qui cueillait de l'herbe pour sa vache. On lui trouve de très beaux yeux. On approche, on lui relève la coiffe et les cheveux, on la débarbouille, et on décide qu'elle serait *sarmante* si elle était habillée en belle dame. « Eh bien ! habillons-la. » Voilà leur petite paysanne habillée en demoiselle avec du rouge et avec des mouches. Elle est vraiment *sarmante !* « Fai-« sons-la souper avec nous, son embarras nous amu-« sera. » On soupe, on rit, on s'enivre. La petite est mise dans un bain, puis dans un lit, et... Cependant son frère se mourait de la petite vérole. Elle l'eut le lendemain et en mourut, dit-on, le samedi. Et voilà le conte ou l'histoire. »

Le même récit est fait, avec une légère variante, par Pidansat de Mairobert.

« On avait arrêté, dit-il, un voyage à Trianon, où l'on se livrerait plus à l'aise à tout ce que la liberté du lieu inspirerait. On s'aperçut que le roi avait vu avec admiration et concupiscence une petite fille d'un menuisier. On fit venir cette enfant, on la dé-crassa, on la parfuma, on l'introduisit dans le lit de ce paillard auguste. Le morceau aurait été de dure digestion pour lui, si on ne l'eût aidé par des confor-tatifs violents.... on ignorait alors qu'elle eût le germe de la petite vérole, qui ne tarda pas à se déve-lopper chez elle de la manière la plus cruelle, puis-qu'elle en mourut promptement. Le venin s'était com-muniqué au roi et, dès le lendemain, Sa Majesté se trouva incommodée (1). »

---

1. Vatel, *Mme du Barry*; G. d'Heilly, *Maladie et mort de Louis XV* ; *Chronique de l'Œil-de-Bœuf*, t. VIII, etc.

Soulavie dit à son tour : « Le roi se livra cette fois à l'aventure à une petite fille qui lui plut, et qui, depuis quelques heures, avait la petite vérole ; elle l'inocula une seconde fois dans le sang de ce prince qui, dans sa jeunesse, avait eu cette maladie. Le roi, de son côté, lui donna en échange la maladie mal guérie qui le détruisait lentement depuis quelques années et qui avait résisté à tous les remèdes possibles. » Un indiscret chroniqueur rappela à ce propos le mot de Saint-Simon sur le duc de Duras, pendant la campagne de Flandres : « Il est mort de la petite vérole et de beaucoup d'autres. »

« Il n'y a rien de petit chez les grands, » avait dit le supérieur de Saint-Sulpice, Le Gallick, à qui ce mot coûta sa place.

On l'a vu, les uns ont parlé d'une paysanne comme étant l'agent de contagion, les autres, d'une jeune fille, sans plus d'indications. En réalité, ce sont là fables suspectes. On ne saurait davantage affirmer si c'est la du Barry qui aurait *procuré* au roi la fille du jardinier de Trianon, ou de Louveciennes (1), ou la fille de son intendant et secrétaire Montvallier, comme l'assure Métra, ou encore la fille d'un boulanger de Versailles (2). Il y a apparence que la cause du mal était beaucoup plus naturelle. On signalait déjà quelques cas de variole à Versailles ou aux environs, quand Louis XV fut pris à son tour. La comtesse de Pro-

1. Comte d'Hézecques, *Souvenirs d'un page*, p. 108.
2. Une quatrième version disait : la fille d'un meunier. M. Vatel qui a fait de consciencieuses recherches dans les registres mortuaires de Versailles et de Louveciennes, n'a rien trouvé qui confirmât ces diverses légendes. « On ne rencontre, dit-il, sur les registres, le décès d'aucun enfant dans les conditions voulues. »

vence en avait été atteinte, quelques jours à peine après son mariage. Le chancelier d'Espagne en était mort.

Plus de cinquante personnes gagnèrent la maladie pour avoir seulement traversé la galerie de Versailles ; dix en moururent (1).

M. de Létorières mourut pour avoir seulement entr'ouvert la porte de la chambre du roi, afin de le regarder deux minutes (2).

Les médecins, tout en prenant de grandes précautions pour eux-mêmes (3), avaient prescrit l'éloignement de tout ce qui ne tenait pas au service du roi. Mesdames Sophie, Adélaïde et Victoire restèrent seules à soigner leur père.

Le 30 avril, dès le matin, les médecins, réunis en consultation, faisaient appliquer des vésicatoires au malade. A l'hôtel de ville, rue Cassette, chez le gouverneur, le maréchal de Brissac, on faisait afficher, vers la même heure, le premier bulletin de santé du monarque. Le libraire Hardy (4), dans une relation manuscrite, en grande partie inédite, nous a laissé les détails les plus circonstanciés sur la maladie du roi. Dès les premiers jours, la maladie de Louis XV avait présenté un caractère d'une extrême malignité. L'affaissement du malade était tel, qu'il fut à peine affecté,

---

1. *Mémoires de Mme Campan*, 1858, p. 85.
2. Mme de Genlis. *Souvenirs de Félicie.*
3. *Souvenirs de Félicie, loc. cit.*
4. Ce journal intitulé : *Mes loisirs, ou journal d'événements tels qu'ils parviennent à ma connaissance*, est conservé à la Bibliothèque nationale, fonds français, 6681. Ce manuscrit est presque entièrement inédit. Grâce à lui, nous pourrons suivre, heure par heure, la dernière maladie de Louis XV.

lui d'ordinaire si impressionnable, de savoir qu'il était gravement atteint.

Cependant, les médecins dissimulaient mal, sous un optimisme de commande, leur inquiétude et leur découragement. Le premier bulletin de la maladie du roi, daté du 30 avril, à 7 h. 3/4 du matin, portait que « Sa Majesté avait passé une nuit orageuse, que la petite vérole s'était déclarée la veille, à 11 h. 1/2 du soir, que l'éruption se faisait avec progrès, qu'il n'y avait de la fièvre que ce qu'il en fallait, qu'on allait lui appliquer les vésicatoires, que, d'ailleurs, le roi était aussi bien qu'il pouvait être pour sa situation présente. »

Personne ne s'y trompait ; la situation était des plus graves. Le public n'en était pas autrement impressionné. L'effet était bien différent dans le peuple que trente ans auparavant, où le même roi, malade à Metz, aurait réellement trouvé dans sa capitale un millior d'hommes assez fous pour sacrifier leur vie afin de sauver la sienne. On ne voyait point de gens inquiets courir, s'empresser, s'arrêter, pour savoir de ses nouvelles. Tout avait l'air calme et tranquille, tout était joyeux et content (1). Un fait qui témoigne plus que tout autre de l'indifférence générale dans cette circonstance : un chanoine de l'église de Paris disait qu'en 1744, époque de la maladie de Metz, on avait payé six cents messes pour le rétablissement de Louis XV ; en 1757, après l'attentat de Damiens, six cents ; actuellement, seulement trois (2).

A défaut de manifestations spontanées, il y eut des manifestations officielles. A 8 h. 1/4 du soir, les

1. *Relation du duc de Liancourt.*
2. *Journal de Hardy,* t. II.

bourdons de Notre-Dame sonnaient à toute volée. L'abbé de Sainte-Geneviève faisait découvrir la châsse de la sainte, par les pieds, comme le prescrivait le rituel. De leur côté, les comédiens français et italiens annonçaient, après le premier acte, qu'il leur était enjoint, par ordre, d'interrompre le spectacle, et que l'argent serait rendu à qui le réclamerait.

Le dimanche 1er mai au matin, les nouvelles n'étaient guère plus rassurantes. « La nuit avait été mauvaise, disait le bulletin, mais Sa Majesté avait été un peu plus tranquille. » Le bulletin du soir apprenait que « les vésicatoires, appliqués la veille aux deux jambes, n'opéraient point et que la fièvre était toujours forte. »

On avait répandu le bruit que les princes et princesses de la famille royale s'étaient retirés dans leur château de Meudon, alors qu'ils n'avaient pas quitté Versailles, s'attendant à une issue fatale d'un instant à l'autre.

A 7 heures du soir, « l'éruption a fait encore quelques progrès, surtout sur le corps et sur les membres. Les boutons grossissent, la fièvre est d'un degré plus moindre. L'assoupissement est beaucoup modéré, les urines sont louables en quantité et qualité.» Qu'est-ce que cela faisait au public de connaître « la quantité et la qualité» des urines royales? Il s'en moquait tout autant que des « prières des quarante heures » et de l'exposition du Saint-Sacrement, que l'archevêque de Paris, Christophe de Beaumont, avait donné l'ordre de préparer « dans toutes les églises de la ville et des faubourgs. » On savait que le prélat s'était présenté le jour même à Versailles pour voir le roi malade et qu'il avait été consigné dans l'antichambre par le maréchal de Richelieu. Une autre version courait, qui était tout aussi mortifiante pour l'amour-propre de l'archevêque. Christophe de Beaumont serait bien entré dans la chambre du roi, qui lui aurait simplement dit : « Monsieur l'archevêque, j'ai appris que vous étiez tourmenté de votre colique, je vous souhaite du soulagement (1). » La vérité est qu'on avait obtenu de l'archevêque qu'il ferait au roi une visite de politesse, et qu'il se garderait, pour ne pas l'effrayer, de lui parler de sacrements.

C'était un triomphe pour la faction de la du Barry. Mais ceux qui avaient le dessein d'éloigner la favorite ne se tenaient pas pour battus. Un grand nombre d'évêques, vertueusement indignés du scandale, allèrent trouver le premier aumônier, le cardinal de la Roche-Aymon, et lui représentèrent avec fermeté qu'il lui fallait user de son pouvoir pour obtenir du roi la rétractation de ses fautes, le renvoi de la favorite et l'accomplissement de ses devoirs religieux. Le rusé cardinal s'y prit de façon à ménager toutes les susceptibilités : lorsqu'il allait chez le roi, ce qui lui arrivait plusieurs fois par jour, il avait soin de lui parler souvent à voix basse, de telle sorte que personne ne pût l'entendre. Par ces moyens, il se procurait la facilité de donner dans ses propos la version qui convenait à chacun (2).

1. L'archevêque de Paris était atteint de la pierre. Le samedi précédent, il avait eu une hématurie et il avait rendu deux grosses pierres. Les coliques dont il se plaignait étaient vraisemblablement des coliques néphrétiques. Faisant allusion à son état morbide et aussi à son manque d'énergie, on dit de lui, quand on connut l'issue de sa démarche : « qu'il pissait le sang à Paris, et ne faisait que de l'eau claire à Versailles. » (*Mém. secrets*, VII, 170.)

2. D'Heilly, *Morts royales*, 103.

Le roi allait de plus en plus mal, mais les bulletins continuaient à être rassurants (1). A peine avouait-on que le roi avait eu de l'insomnie :

Mardi 3 mai, 8 heures du matin. — La fièvre n'a presque pas augmenté cette nuit ; pendant le temps qu'elle a duré, la peau a conservé de la moiteur. Sa Majesté n'a pas dormi, à cause des démangeaisons importunes du nez et du menton, les boutons sont bien nourris par tout le corps, et les premiers se disposent favorablement à la suppuration. Les urines sont belles et les vésicatoires continuent à faire un bon effet.

Le premier bulletin du 4, 5 heures du matin, n'annonce pas d'aggravation :

La nuit a été tout aussi bonne qu'elle pouvait être, quoique sans sommeil. Le roi n'a pu dormir à cause de ses yeux qui lui faisaient mal. Il a été agité et a eu une petite augmentation de fièvre qui est tombée actuellement. Sa Majesté ne peut être mieux dans les circonstances présentes. Voilà la nuit du 5 (2) passée heureusement, les urines sont belles et coulent bien.

Le roi ayant manifesté, dans la soirée, le désir de voir une dernière fois sa maîtresse, le valet de chambre

1. Voici les deux bulletins du 2 mai tels que nous les trouvons dans le manuscrit de Hardy :

7 heures du matin. — La fièbvre a eu le même cours que la nuit précédente, mais elle a été plus modérée ; le sommeil de Sa Majesté a été plus long et plus tranquille, les pustules sont plus abondantes; on est content des urines et des vésicatoires qui font beaucoup d'etfet.

8 heures du soir. — La fièbvre a été beaucoup moindre aujourd'hui ; les boutons grossissent et quelques-uns des premiers commencent à blanchir, la tête et la respiration sont très libres. Sa Majesté a beaucoup de part à la conversation. Les urines et les évacuations du ventre sont toujours très louables. Les vésicatoires continuent toujours leur bon effet. Signé : Lemonnier, Lassone, etc.

2. Hardy veut sans doute dire : du cinquième jour de la maladie.

Laborde introduisit la du Barry auprès du monarque. Le moribond, bien que très abattu, eut encore la force de saisir les mains et le sein de sa maîtresse, en témoignant le regret de perdre tant de beautés (1). « Madame, lui dit-il d'une voix éteinte, je suis fort mal ; je sais ce que j'ai à faire. Je ne veux pas que la scène de Metz recommence. Allez à Rueil, chez le duc d'Aiguillon, attendez-y mes ordres, et soyez toujours assurée de mon affection. » La courtisane s'était retirée en chancelant : elle venait d'entendre son arrêt d'exil.

A partir de ce moment, la maladie ne fit qu'empirer, sans que la rédaction des bulletins en fût sensiblement modifiée (2), et qu'on en pût inférer autre chose que le mal suivait son cours...

Cependant il est décidé qu'on fera un nouvel appel à la bienheureuse protectrice de la ville et du roi.

Le 4 mai, vers 11 heures du soir, on découvre en entier la châsse de sainte Geneviève (3). Le lendemain, on commence une neuvaine pour le rétablisse-

1. Soulavie, *Mém. hist. et polit. du règne de Louis XVI*, t. II.

2. Le bulletin du mercredi 4 mai, 7 heures du soir était ainsi libellé :

La suppuration, qui avait paru languir pendant quelques heures, a repris son cours et a fait un progrès sensible ce soir. Sa Majesté est fort tranquille et a peu dormi cet après-midi. Les évacuations du ventre et des urines sont complètes ; le pouls continue d'être bon ; il n'y a point encore d'apparence de redoublement.

Celui du 5 mai, 7 heures du matin :

« La suppuration se soutient par tout le corps et commence à gagner les extrémités ; sa marche n'est pas rapide ; la fièvre n'a point augmenté cette nuit, le sommeil a été fréquent et coupé sans aucune agitation, les urines ont bien coulé, les vésicatoires font rendre beaucoup de pus.

3. « Les moines, pour piquer davantage la curiosité du public, lisons-nous dans les *Mémoires secrets* (VII, 170), ont formé une espèce de chambre noire, dans l'enceinte où est enfermée la

ment du roi. Tout le corps de ville assiste à la grand'-
messe qui se dit à Sainte-Geneviève. Messieurs des six
corps des marchands de Paris distribuent, pendant la
cérémonie, des billetsd'invitation imprimés, pour une
messe solennelle qu'ils se proposent de faire célébrer,
le lendemain vendredi, à 11 heures du matin, en
l'église des prêtres de l'Oratoire de la rue Saint-
Honoré, à l'effet de demander à Dieu le rétablissement
de la santé du roi (1). Malgré ces démonstrations
officielles, le gros de la population restait indifférent (2). Les spectacles demeuraient suspendus, mais
on se réjouissait ailleurs. La police dut défendre à
tous les traiteurs de recevoir chez eux aucun joueur
d'instrument. Toutes ces mesures n'étaient pas faites
pour raviver les sympathies populaires. On continuait à lire les bulletins, mais dans le secret espoir

châsse, pour mieux faire ressortir l'éclat des pierreries qui enri-
chissent la relique. »

Pendant toute la journée, au dire de Hardy, la foule se pressa
à Sainte-Geneviève, les uns s'y rendant en bandes séparées, les
autres avec le clergé de leur paroisse. Notre bon bourgeois, en
vrai badaud parisien qu'il était, s'était joint au clergé de la
paroisse Saint-André-des Arts. Ayant eu l'adresse de se placer à
la suite d'un de ses confrères, marguillier en charge, il put appro-
cher de la vénérée châsse qui lui parut « fort riche en pierreries ». Il la vit gardée par les premiers et principaux magistrats
du Châtelet, en robe rouge, par le lieutenant civil, le lieutenant
criminel, quatre commissaires ou huissiers, et un détachement du
guet, dont deux soldats, baïonnette dehors, étaient placés de
chaque côté de l'autel.

1. *Journal de Hardy* ; *Mém. secrets*, t. II, 330.

2. La police était d'autant plus vigilante que l'indifférence s'ac-
centuait davantage. Une dame fut arrêtée pour avoir fait quelques
réflexions sur un bulletin de santé. « Tout Paris, consigne Hardy
sur son journal, était rempli de mouches qui épiaient les discours
des citoyens, et les forçaient d'user de la plus grande circonspection dans leurs paroles. »

que le dénouement qu'on souhaitait tout bas, ne se ferait pas trop longtemps attendre (1).

Tandis que Paris évitait de se passionner, à Versailles les intrigues allaient leur train. Un des amis les plus dévoués de Mme du Barry, le duc de Fronsac, alla jusqu'à menacer le curé de Versailles de le « jeter par la fenêtre » s'il osait parler de la confession, du viatique ou de l'extrême-onction.

Mais le samedi 7 mai, à 3 heures du matin, le roi se sentit si défaillant qu'il réclama son confesseur, l'abbé Mandoux. Il dut le demander jusqu'à trois fois et se fâcher pour qu'on le lui envoyât. La confession

1. Nous continuons à donner, à titre de documents, les bulletins de santé du Roi :

Bulletin du 5 mai, 7 heures du soir. — La suppuration continue ses progrès sur tout le corps. Les poignets et les mains commencent à se gonfler, tandis que quelques boutons du visage commencent à se dessécher. La fièvre est au degré convenable, et il y a eu quelque temps de bon sommeil. L'évacuation procurée par un lavement simple a été facile et de bonne qualité. Les urines sont belles, et les vésicatoires vont suivant nos désirs.

Bulletins du 6 :

7 heures du matin. — Le redoublement a été, comme on s'y attendait, plus marqué que les précédents ; il y a eu quelques moments de délire et beaucoup d'agitation ; à 4 heures, le redoublement a décliné, il y a eu, par intervalle, trois heures de bon sommeil ; le dessèchement continue au visage ; la gorge est en meilleur état ; la suppuration sur le corps se soutient ; les urines sont belles, les vésicatoires continuent toujours leur bon effet.

7 heures du soir. — La journée du 7 a été assez tranquille ; la fièvre s'est fort modérée depuis ce matin ; il y a eu plusieurs reprises de sommeil très doux et quelques bonnes moiteurs. A la faveur de ce calme, la suppuration a fait beaucoup de progrès, il n'y a eu aucune apparence de délire. La respiration, le pouls, les évacuations du ventre et les urines n'ont rien que de satisfaisant. Les vésicatoires tirent toujours beaucoup.

Ce bulletin était signé : Lemonnier, Lassone, Lorry, Bordeu et de Lassaigne, médecins ; Lamartinière, Andouillé et Lamarque, chirurgiens.

dura tout au plus un quart d'heure ; dix-sept minutes, assure le consciencieux Hardy.

Comme les ducs de La Vrillière et d'Aiguillon voulaient retarder le viatique, La Martinière dit au roi (1) : « Nous pensons au temporel, pensez au spirituel... J'ai vu Votre Majesté dans des circonstances bien intéressantes, mais jamais je ne l'ai admirée comme aujourd'hui ; si elle me croit, elle achèvera de suite ce qu'elle a si bien commencé. »

Le viatique fut administré au roi le même jour, à 7 heures du matin. En voyant arriver les sacrements, Louis XV, redevenu pieux parce qu'il se sentait en danger, se releva à mi-corps, jeta son bonnet de nuit au pied du lit et joignit les mains avec ferveur (2). Il eut la plus grande peine à prendre l'hostie qu'on lui présentait. On dut lui ouvrir la bouche, et il s'y prit à plusieurs fois pour absorber les espèces saintes. La maladie était entrée dans la phase critique. On ne s'entretenait que de la mort prochaine du roi. Les bulletins, désormais imprimés, étaient affichés à la porte des boutiques, dans les différents quartiers de Paris. On sentait, à la Cour, que l'ère des

1. La Martinière avait toujours conservé son franc-parler vis-à-vis du roi. Un jour, pendant sa dernière maladie, Louis XV s'étant plaint de la douleur provoquée par quelques pansements, La Martinière lui aurait répondu : « Quand Votre Majesté sera en santé, elle nous commandera, nous lui obéirons, mais actuellement il faut qu'elle fasse ce que nous lui prescrivons. » Hardy. *Loc. cit.*

L'abbé Maudoux, qui était un prêtre très âgé et aveugle, et qui connaissait le roi depuis de longues années, avait aussi sur le monarque un très grand ascendant. « Il faut prendre ce que les médecins vous ordonnent, lui disait-il, dans un esprit de pénitence. — Ah ! la pénitence est trop douce, » répliqua le roi.

2. Pour la cérémonie du viatique, voir *Archives nationales*, K, 138, n° 122.

dissimulations était close. La famille royale était plongée dans la consternation. L'affolement était tel qu'on eut recours, comme dernière ressource, aux empiriques. Un Anglais du nom de Sutton, dont l'oncle possédait, dit-on, un spécifique infaillible contre la variole, fit ses offres de service. Il envoya à Versailles une poudre dont il demandait à faire l'essai. Les médecins, incapables d'analyser le mélange, ou plutôt redoutant de voir le roi sauvé par d'autres mains que les leurs, se refusèrent à laisser expérimenter Sutton. Ils le traitèrent de charlatan et d'imposteur et firent tout pour obtenir contre lui une lettre de cachet qui l'éloignerait à tout jamais du royaume.

Quand on vit que le roi n'en reviendrait pas, on fit chercher partout l'empirique pour lui acheter son secret. Le duc d'Orléans, Mme Adélaïde, lui firent offrir 100.000 écus pour qu'il consentît à le livrer. Mais il répondit qu'il ignorait la formule de la composition du remède et qu'au reste il était trop tard. On racontait qu'il avait parié 25 louis que le roi n'en reviendrait pas (1). La vérité commençait à se faire jour (2). Les bulletins contenaient l'aveu à

1. V. *Correspondance de Métra*, I, p. 14. 15, 26 ; *Mémoires secrets*, VII, *loc. cit.*

2. Nous reprenons les bulletins à la date du 7 mai :

8 h. 1/2 du matin. — Le redoublement de la nuit a été moins fort et moins long que celui de la nuit précédente. Il y a eu quelques intervalles de bon sommeil ; la suppuration étend ses progrès sur tout le corps, tandis que les pustules du visage continuent à se dessécher ; les urines sont bonnes, les vésicatoires vont toujours bien.

7 heures du soir. — La journée s'est passée fort tranquillement ; la fièvre a été modérée et le sommeil a été assez suivi ; l'évacuation du ventre, procurée par un lavement, a été copieuse et de bonne qualité ; la suppuration des boutons et celle des vésicatoires continue sa marche favorablement.

Bulletins du 8 mai:

7 heures du matin. — Le redoublement a commencé plus tard hier au

peine voilé de l'état désespéré du roi. Partout se répandit le bruit que le roi était fort mal, d'autres allaient jusqu'à dire qu'il était mort et qu'on le cachait pour des motifs politiques. « Attendu qu'il était question à la cour de prendre des arrangements pour lesquels on avait besoin d'un intervalle de trente-six heures de temps (1). » On affirmait que tous les équipages étaient prêts et les chevaux bridés pour conduire la famille royale en différents endroits. « On assurait que la boëte dans laquelle devait être renfermé le cœur du roi était déjà commandée chez l'orphèvre. On rencontrait aussi, dans les rues, des crocheteurs chargés de pièces d'étoffes noires qu'ils portaient dans différentes maisons (2). »

Le premier bulletin du 9 mai annonçait la persistance de la fièvre et un état semi-comateux. Les boutons se desséchaient et l'éruption commençait à s'étendre aux muqueuses pharyngée et laryngée. Les vésicatoires ne rendaient plus (3). On ne se gênait

soir, et a augmenté pendant la nuit, sa marche a été modérée et Sa Majesté a bien dormi jusqu'à 5 h. 1/2, auquel temps le pouls s'est fort élevé ; la chaleur a augmenté et il est survenu quelques moments de délire ; les accidents ont diminué à la suite de plusieurs efforts pour vomir et de mouvements d'entrailles. La suppuration ne paraît pas avoir été ralentie et les vésicatoires vont bien.

7 heures du soir. — On a profité ce matin d'un moment de rémission pour faire passer un minoratif dont l'effet a été considérable. Cependant la fièvre a repris avec l'accablement et s'est soutenue à un degré plus fort que les jours précédents ; la langue et le palais sont extrêmement secs ; la suppuration n'a pas fait de progrès depuis ce matin ; les vésicatoires ont moins rendu qu'à l'ordinaire.

1. *Journal de Hardy*, II, p. 333.
2. *Idem*.
3. Bulletin du 9 mai :

7 heures du matin. — La fièvre, cette nuit, s'est maintenue au même degré qu'hier ; Sa Majesté a passé une partie de la nuit dans l'assoupissement ; mais, au réveil, la tête a toujours paru nette. Les boutons

pas pour exprimer tout haut l'opinion qu'on avait du roi. La police, toujours en éveil, arrêtait journellement nombre de personnes qui s'entretenaient avec trop de liberté de la maladie du souverain. Rue Saint-Honoré, on arrêta, sortant du jardin du Palais-Royal, un particulier qui avait eu l'imprudence de dire à un de ses amis, qui lui annonçait que le roi était fort mal, à peu près ces mots : « Qu'est-ce que cela me fait? Nous ne saurions être pis que nous ne sommes (1). » N'est-ce pas le rôle de la police de tous les temps de faire montre d'un excès de zèle?

Le lundi 9 mai, l'agonie commença. Le corps du monarque se détachait en lambeaux, il se dégageait dans la chambre une odeur d'une fétidité repoussante.

Les bulletins étaient toujours rédigés dans le même esprit de servilité (2). Rien n'y laissait prévoir que le roi était aux portes de l'éternité (3).

se dessèchent au lieu de suppurer ; la langue et le gosier sont toujours très arides. On aperçoit au palais et dans le fond du gosier quelques escarres; il y a eu peu d'urines et point d'évacuations. Les vésicatoires ont moins rendu que ces jours passés.

1. *Journal de Hardy, loc. cit.*
2. Bulletin du 9 :

7 heures du soir. — La fièvre et l'assoupissement ont continué pendant toute la journée ; la tête, la bouche et le gosier sont en même état que ce matin ; la respiration est un peu gênée, les urines ont mieux coulé, les vésicatoires ont plus rendu.

Le roi reçoit l'extrême-onction ; la nuit est des plus agitées ; le lendemain matin, le bulletin de 7 heures est aussi insignifiant que les jours précédents.

La fièvre s'est soutenue très fort toute la nuit ; la respiration, qui commençait à être gênée hier au soir, est devenue très précipitée vers neuf heures et a continué dans cet état, avec quelques variations, jusqu'à ce matin ; il n'y a eu aucun délire. Sa Majesté a conservé toute sa connaissance. Les vésicatoires ont peu rendu. Les urines coulent bien.

3. *Revue des documents historiques*, 1re année, p. 170.

Le mardi, 10, à 3 heures 20 m. après midi, selon la relation d'un contemporain, Louis XV avait cessé de souffrir. A cet instant, on vit une bougie s'éteindre. C'était le signal convenu (1) par les chefs des écuries avec les gens qui se trouvaient dans la chambre du roi, pour annoncer la fin du monarque.

Louis XV étant mort d'une maladie contagieuse, il fallait, dans l'intérêt général, supprimer toutes les formalités observées d'ordinaire après la mort des souverains. Comme le disait une feuille anglaise de l'époque, Louis XV devait être inhumé *privately*, c'est-à-dire, en simple particulier (2).

On avait bien pensé un moment à l'embaumer. Le premier gentilhomme de la chambre, le duc de Ville-quier, avait donné l'ordre au chirurgien Andouillé d'ouvrir le corps de Louis XV et de procéder à l'em-baumement. Mais celui-ci avait aussitôt répliqué : « Je suis prêt, vous tiendrez la tête pendant que j'opérerai, votre charge vous l'ordonne. » Le duc n'avait pas insisté.

Le vide ne tarda pas à se faire autour du cadavre. A l'exception de ceux que le devoir de leur charge retenait au palais, tout le monde avait pris la fuite.

Une heure après la mort du roi, le valet de cham-bre Laborde lui avait passé une chemise blanche. Au bout d'un assez court espace de temps, le corps était devenu aussi blanc que la chemise ; on n'y apercevait plus trace de variole « parce que tout était rentré en dedans. »

On ensevelit le cadavre dans un cercueil de plomb « enduit d'un mastic composé de chaux, de vinaigre et

1. *Mémoires de M*^me^ *Campan*, p. 86.
2. *Gentleman's Magazine*, mai 1774.

d'eau-de-vie camphrée, qu'on avait soudé sur le champ et enfermé dans un double cercueil de bois de chêne (1). » Les deux cercueils étaient séparés par un lit de son. Au moment où on emportait le cadavre, dans les allées de Versailles, le peuple criait : « Tayaut, Tayaut ! » tandis qu'à Saint-Denis l'on chantait : « Voilà le plaisir des dames, voilà le plaisir (2) ! »

La mort du roi provoqua une pluie d'épitaphes satiriques (3); celles que nous allons citer suffiront à donner le ton.

Commençons par une des moins méchantes :

> Cy-gist Louis le quinzième,
> Du nom de Bien-Aimé le deuxième.
> Dieu nous préserve du troisième !

En voici trois autres plus malicieuses :

> Cit-gît le bien-aimé Bourbon,
> Monarque d'assez bonne mine,
> Et qui paye sur le charbon
> Ce qu'il gagnait sur la farine.

> Ami des propos libertins,
> Buveur fameux et roi célèbre,
> Par la chasse et par les catins :
> Voilà ton oraison funèbre !

> Louis termina sa carrière
> Et remplit ses nobles destins ;
> Fuyez, voleurs ; pleurez, catins.
> Vous avez perdu votre père.

1. *Journal de Hardy, loc. cit.* p. 337.
2. *Revue rétrospective*, III, 1834, p. 42.
3. Sophie Arnould dit, faisant allusion à la mort du roi et à l'exil de la du Barry :« Nous voilà orpheline de père et de mère ».

Les bienfaits du règne étaient assez bien résumés dans cette épigramme :

> Cy-gist un roi tout-puissant.
> D'abord à son peuple, en naissant,
> Il donna papier pour argent,
> Plus d'une pierre en grandissant,
> Puis la famine en vieillissant,
> Puis enfin la peste en mourant ;
> Priez pour ce roi bienfaisant !

Mais voici le bouquet final :

> La V...... par un bienfait
> A mis Louis XV en terre.
> En dix jours la petite a fait
> Ce que, pendant vingt ans, la grosse n'a pu faire.

L'IMPUISSANCE DE LOUIS XVI

L'IMPUISSANCE DE LOUIS XVI

Quand Louis XVI, qui n'était encore que Dauphin, se maria avec la jeune archiduchesse, fille de Marie-Thérèse, il était tout au plus âgé de seize ans. Sa timidité naturelle, autant que son tempérament lymphatique, l'avaient préservé jusque-là de tous les pièges tendus à son inexpérience dans la Cour aussi fastueuse que dissipée de Louis XV. Il ne s'était jamais senti aucun penchant pour la galanterie. D'une politesse respectueuse avec les femmes, il savait ne pas dépasser les limites que lui imposait sa constitution délicate, plus peut-être que la sévère éducation qu'il avait reçue. S'il acquit plus tard une santé robuste, il était, dans son enfance, d'une complexion assez faible. Ce fut surtout grâce aux exercices de corps violents, auxquels il se livra de bonne heure, qu'il développa ses forces musculaires.

Louis XVI était, en effet, un amateur passionné de chassé. Le cerf, le faucon, le sanglier, tout lui était bon. Il se faisait gloire d'abattre le plus grand nombre possible de pièces. Pour chasser, il négligeait les affaires les plus graves, les affaires d'État aussi bien que ses devoirs conjugaux.

Et pourtant, s'il fut amoureux d'une femme, ce fut à coup sûr de sa propre épouse, Marie-Antoinette. Comment expliquer, dès lors, la froideur qu'il témoignait à la reine? Marié au mois de mai 1770, il faisait déjà lit à part, à la suite d'une légère indisposition, dès le mois d'août suivant! Dans l'entourage on mettait cet éloignement (1) sur le compte d'une faiblesse physique. « Il n'y a en cela aucune cause inquiétante, écrit à la reine Marie-Thérèse son fidèle ambassadeur Mercy-Argenteau, chargé de surveiller à la Cour de France les moindres faits et gestes du jeune ménage; la nature, tardive chez le Dauphin, n'agit point sur lui, probablement parce que son physique a été affaibli par la prompte croissance qu'il a prise tout à coup... » « Il est pourtant de la maison de Bourbon, chuchote-t-on autour de lui, et il le prouvera, comme les autres, à l'âge de quarante ans, quand la reine l'ennuiera. » En attendant, le Dauphin continue à chasser, à se donner de fréquentes indigestions, et à se livrer, entre temps, à des travaux de maçonnerie ou de serrurerie.

Cependant Louis XV, resté, malgré son grand âge,

---

1. On a voulu expliquer l'éloignement de Louis XVI pour la reine par ce fait qu'elle avait les cheveux roux. On sait que Mme du Barry ne l'appelait que *la petite rousse*. Si tant est que Louis XVI eût de la] répugnance pour sa femme, ne lui restait-il pas la ressource de courir ailleurs. ? Or, il est bien avéré, d'après les mémoires du temps, que toutes les femmes lui étaient également indifférentes. A peine jetait-il sur elles un coup d'œil passager. Ce fut un véritable événement, quand un jour, à Choisy, en 1774, au mois d'octobre, il alla jusqu'à saluer les femmes qui l'entouraient avec assez de grâce. Ce fut alors que la reine s'écria: « Convenez, mesdames, que pour un enfant mal élevé le roi vient de vous saluer avec de très bonnes manières. » (Voir Arneth, Mme Campan, etc.)

un enragé coureur de cotillons, ne peut s'empêcher
de marquer son étonnement qu'un prince, issu de son
sang, soit d'une placidité aussi inexplicable.

Il s'en ouvre un jour à son petit-fils qui répond à
ses pressantes questions « qu'il trouvait l'archiduchesse charmante, qu'il l'aimait, mais qu'il lui fallait
encore quelque temps pour vaincre sa timidité. »

C'est au tour de Marie-Thérèse de prendre souci
des singulières réticences de son gendre à l'égard de
sa fille.

Dès le mois de mai 1771, en réponse sans doute à
une lettre de Marie-Antoinette, qui lui a fait part de
ses inquiétudes, elle lui écrit : « J'attends la nouvelle
avec grand empressement. Mais je ne saurais assez
vous répéter : point d'humeur là-dessus; la douceur,
la patience, sont les uniques moyens dont vous devez
vous servir. Il n'y a rien de perdu, vous êtes tous deux
si jeunes! au contraire, pour vos santés, ce n'est que
mieux : vous vous fortifiez encore tous les deux. (1). »

A la date du 9 juin, mêmes recommandations : « Ne
vous découragez pas, espérez en Dieu, tout ira bien. »
Mais le 21 du même mois, le Dauphin, ayant voulu
trop écouter son appétit glouton, s'en est trouvé
incommodé et a exigé de coucher seul.

« Mon cher mari a pris médecine aujourd'hui,
ayant eu une indigestion, écrit aussitôt Marie-Antoinette à sa mère, il a beaucoup vomi, mais il se porte
très bien à cette heure, et il m'a promis qu'il ne sera
pas longtemps à revenir coucher. »

Le 23 septembre, Mme la duchesse de Chartres

---

1. *Correspondance de Marie-Thérèse et Marie-Antoinette*, publiée par Alf. Ritter von Arneth, Vienne, 1865, p. 22.

4.

accoucha d'un enfant mort. « Quoique cela soit terrible, je voudrais pourtant en être là, de s'écrier la Dauphine ; mais il n'y a pas encore d'apparence. »

Le découragement, l'humiliation et aussi l'appréhension de voir s'éteindre avec elle une filiation monarchique séculaire, tous ces sentiments se lisent dans cette phrase de la fille hautaine de Marie-Thérèse. Mais comment pourrait-elle, sans manquer à toutes les bienséances, s'en plaindre ouvertement à son époux? Elle s'enhardit toutefois quand elle apprend la grossesse de la femme de son frère Ferdinand. C'est un exemple qu'elle demande à suivre: « Je ne crois pas avoir mal fait, écrit-elle à l'impératrice, le 15 novembre, en me laissant aller au premier mouvement qui m'a fait dire le petit secret à M. le Dauphin. Je n'avais pas le ton de reproche ; il était pourtant un peu embarrassé. J'ai toujours bonne espérance : il *m'aime beaucoup, il fait tout ce que je veux et finira tout lorsqu'il aura moins d'embarras. (1)* »

Pour le coup, il n'est plus besoin que de savoir lire entre les lignes. On devine quel obstacle a pu jusqu'à présent s'opposer à la consommation de l'acte conjugal. Mais pourquoi essayer de pénétrer une énigme que les intéressés ont eu soin de déchiffrer eux-mêmes, en termes dont la clarté n'est rien moins qu'aveuglante? A tout instant nous voyons, dans la *Correspondance de Marie-Thérèse à sa fille*, surgir les mêmes recommandations, éclater les mêmes reproches. La Dauphine n'y met pas assez du sien, elle est trop gauche, elle ne secoue pas assez l'indifférence de son royal époux.

1. Combes, *Épisodes et Curiosités révolutionnaires*, p. 39.

En juin 1772, Marie-Thérèse écrit à l'ambassadeur
Mercy : « Je touche à ma fille un mot sur le Dauphin :
la situation est incompréhensible, et je suis tout éton-
née qu'on laisse aller les choses sans s'en occuper. »

L'espoir renaît quand les gazettes apprennent à
Marie-Thérèse que sa fille est grosse. Mais ce n'est
qu'un faux bruit que la Dauphine s'empresse de
démentir. « Les gazettes n'ont pas encore raison,
écrit Marie-Antoinette, le 15 décembre 1772. Je ne
désespère pas que cela m'arrive bientôt... Certaine-
ment, du moment que cela arrivera, je ne perdrai pas
une minute pour vous le mander. » Elle se console, en
songeant que ses enfants se porteront d'autant mieux
qu'ils auront mis plus longtemps à venir.

En juillet 1773, grand événement à la Cour. Pendant
une représentation à la Comédie-Italienne, on a cru voir
le Dauphin et sa jeune femme s'embrasser ! Ce n'était
qu'une illusion d'optique d'un courtisan trop zélé.

Le 3 janvier 1774, Marie-Thérèse annonce à son
représentant en France l'arrivée prochaine de l'empereur Joseph II à Paris. Elle nourrit l'espoir qu'il saura
engager le jeune souverain à se montrer à la hauteur
des circonstances : « La froideur du Dauphin, jeune
époux de vingt ans, — écrit-elle à Mercy — vis-à-vis
d'une jolie princesse, m'est inconcevable. Malgré
toutes les assertions de la Faculté, mes soupçons
augmentent sur la constitution corporelle de ce
prince, et je ne compte presque plus que sur l'entre-
mise de l'empereur qui, à son arrivée à Versailles,
trouvera peut-être le moyen *d'engager cet indolent
mari à s'acquitter mieux de son devoir.* »

Mais le voyage de Joseph II ne s'effectuait que trois
ans plus tard, et, jusqu'à cette époque, Marie-Thérèse

devait revenir fréquemment sur un sujet qui lui tenait tant à cœur...

Les époux montent sur le trône sans qu'il se produise de changement notable.

Au mois de septembre 1774, la reine a bien été prise de vomissements, nausées, etc... mais ce n'était qu'un vulgaire embarras gastrique. En décembre de la même année, à la suite d'une longue conférence qu'a eue Louis XVI avec son médecin, la reine se montre fort contente de « ses dispositions », et croit fermement qu'elle ne tardera pas à suivre l'exemple de la comtesse d'Artois, qui est enceinte. Mais la reine eut le chagrin de voir accoucher sa belle-sœur, la comtesse d'Artois, sans avoir la consolation de manifester ouvertement tout le dépit qu'elle en éprouvait. L'usage voulait que toute la famille royale assistât à l'accouchement des princesses. La reine dut s'y conformer et rester une journée entière dans la chambre de l'accouchée. Quand elle en sortit, « les poissardes qui s'étaient arrogé le droit de parler aux souverains dans leur ridicule et grossier langage, la suivirent jusqu'aux portes de ses cabinets, en lui criant, avec les expressions les plus licencieuses, que c'était à elle de donner des héritiers (1)... »

Rentrée dans ses appartements, la reine fondit en larmes, puis elle prit la plume pour conter l'incident à son habituelle confidente. Emue plus qu'elle ne le voulait paraître, Marie-Thérèse se hâte de rassurer sa fille (2) : « J'avoue, dit-elle, que cet heureux accouchement de votre belle-sœur a un peu touché mon

---

1. *Mémoires de Mme Campan*, I, 116.
2. *Correspondance de Marie-Antoinette et Marie-Thérèse.* (31 août 1775).

cœur. Il est pourtant toujours à préférer et à souhaiter de la succession de la famille même. Il y a un long temps que je n'entends plus rien sur cet important chapitre qui l'est bien pour vous. » A quoi Marie-Antoinette répliquait : « Pour l'objet important qui inquiète la tendresse de ma chère maman, je suis bien fâchée de ne pouvoir rien lui apprendre de nouveau. *La nonchalance n'est sûrement pas de mon côté.* Je sens plus que jamais combien cet article est intéressant pour mon sort ; mais ma chère maman doit juger que ma situation est embarrassante, et que *je n'ai guère d'autre moyen que la patience et la douceur.* »

L'opinion publique commençait à son tour à s'inquiéter de ce qu'elle considérait tout au moins comme un fait anormal.

On ne se gênait plus pour accuser tout haut d'impuissance le jeune successeur de Louis XV.

Dans les antichambres de Versailles, on se passait de main en main ces couplets frondeurs :

> Maurepas revient triomphant,
> V'là c'que c'est qu'd'être impuissant ;
> Le roi lui dit en l'embrassant :
> « Quand on se ressemble,
> Il faut vivre ensemble ;
> Les mœurs vont régner à présent
> V'là c'que c'est qu'd'être impuissant. »

Ou encore celui-ci :

> Maurepas était impuissant,
> Le Roi l'a rendu plus puissant.
> Le ministre reconnaissant
>   Dit : « Pour vous, Sire,
>   Que je désire
>   D'en faire autant (1) » !

1. *Correspondance de Métra*, I, 4.

Les *Mémoires secrets*, où il faut toujours aller chercher la note satirique du temps, donnent brutalement
le motif de la frigidité génésique du souverain. A la
date du 4 novembre 1775, nous relevons cet entrefilet :
« On renouvelle le bruit que le roi, fâché de n'avoir
point d'enfants et ayant consulté [la Faculté à cette
égard, celle-ci l'a déterminé à subir l'opération convenable, c'est-à-dire à *se faire couper le filet*, en
termes de l'art. On espère qu'avec ce léger secours,
rien ne contrariera la nature; que ce monarque et son
auguste compagne deviendront parfaitement heureux
et **nous** donneront la postérité désirée. »

Quatre jours plus tard : « On assure que tout était prêt
pour faire subir au roi l'opération différée depuis trop
longtemps, mais que Sa Majesté, en voyant l'appareil,
a voulu retarder encore jusques à son retour à Versailles, et que ce jour même elle est allée à la chasse
et a forcé trois sangliers : ce qui annonce et prouve
combien sa constitution se fortifie et se consolide. »

Le rédacteur devient plus expressif, si possible
dans ce passage que nous n'hésitons pas à transcrire,
tout en nous excusant d'offenser quelques pudeurs
promptes à s'alarmer.

« 28 *nov.* 1775. — Sur le bruit qui avait couru
que le roi s'était fait faire la légère opération dont on
a parlé, mais utile pour le rendre plus habile à la pro-
géniture, un poète s'est enthousiasmé et a enfanté le
quatrain suivant où, usant de la liberté, de la familiarité même trop grande que ces messieurs se donnent
quelquefois, il exhale ses vœux, afin que les suites de
ce sacrifice soient heureuses :

> D'un Priape de conséquence
> On vient de couper le filet,

> Décalottez, chef de la France,
> Mais b..... avant, s'il vous plaît (1).

Ainsi à la Cour, comme dans le public, le vrai motif de l'infécondité du ménage royal était bien connu. Mais celui que Marie-Antoinette traitait dans l'intimité de « pauvre homme », se refusait, par crainte ou par pudeur,à se faire enfin dénouer l'aiguillette. Le jeune reine en était naturellement toute désolée, et on ne saurait lui faire un trop gros reproche d'avoir cherché parfois ailleurs quelques distractions.

En 1776, la comtesse d'Artois redevient enceinte. Cette nouvelle grossesse de sa belle-sœur est pour la reine un vrai crève-cœur. « Merci de vos souhaits, madame ma très chère mère, écrit-elle à l'impératrice ; mais hélas ! on me devance ici comme à Naples, comme à Parme. La comtesse d'Artois est entrée dans son septième mois de grossesse. Je suis dans la main de Dieu, et je *m'étourdis le plus que je peux*; j'en ai besoin, car ce n'est pas être reine de France que de n'avoir pas les honneurs d'un Dauphin (2). »

« Si l'on jugeait à propos l'opération à faire au roi, il vaudrait toujours mieux la faire promptement que de toujours différer. » C'est la sagesse qui parle par la bouche de la vertueuse Marie-Thérèse ; mais le roi ne semble pas en tenir plus de compte. Dans son indifférence, il temporise sans plus se soucier de tous les avertissements ou objurgations qu'il reçoit.

C'est à cette époque que se place un incident (que

1. *Mémoires secrets*, XXXIII, Londres, 1788, 350.

2. *Lettre de Marie-Antoinette à sa mère*,10 juin 1776, extraite de la *Correspondance publiée par le comte Vogt d'Hunolstein*, 12, suppt.

nous trouvons relaté dans la *Correspondance secrète* (publiée par M. de Lescure), et qui ne manque pas d'être fort divertissant.

Au mois de décembre 1776, « un abbé, comme le roi revenait de la messe, a mis un genou en terre devant Sa Majesté et lui a présenté un papier. Le monarque l'a pris, et, rentré dans son appartement, l'a lu. Il en a fait part, en riant, à ses courtisans, et leur a annoncé que c'était un mémoire où l'auteur se flatte de lui donner un secret pour perpétuer son auguste race.

« Le capitaine des gardes, piqué que cet abbé, oubliant les prérogatives de sa place et le costume, eût présenté son placet au roi, au lieu de le lui donner, a observé à Sa Majesté que cette témérité scandaleuse méritait d'être approfondie ; en sorte qu'on a donné sur-le-champ ordre de rechercher cet abbé et de l'arrêter ; ce qui a été fait. Il s'est trouvé que le zèle avait un peu trop exalté cette tête-là et il a été relâché au bout de quelques heures. Par les interrogatoires qu'on lui a faits, on a reconnu que le secret en question ne consistait en aucune drogue à prendre ou à appliquer, mais *dans une certaine posture* par laquelle il prétendait apprendre à Sa Majesté à suppléer au défaut physique qui avait fait répandre le bruit d'une opération qu'elle devait subir.

« Tout cela a bien fait rire la Cour, le roi et surtout la reine. »

Il est probable que si la reine rit, elle dut rire jaune ; d'autant que la comtesse d'Artois avait déjà deux enfants et qu'elle en était encore à espérer un Dauphin.

Cependant, quelques mois plus tard, un événement,

attendu depuis longtemps, venait tout à coup changer la face des choses. Vers le mois de juin 1777, l'empereur Joseph II arrivait à Paris, avec la mission expresse d'amener son beau-frère à prendre une décision ferme. Le roi lui fit, dit-on, des aveux troublants, insistant sur les moindres détails de l'infirmité congénitale dont il était atteint. L'empereur compatit à son malheur et l'engagea vivement à se livrer pieds et poings liés à la Faculté. Le cas était, au reste, curable, n'étant pas au-dessus des ressources de l'art. Comme l'a si finement dit Sainte-Beuve, « Louis XVI n'était pas impuissant, pas plus qu'on n'est muet pour être bègue ; mari ou roi, il était le même ; il n'était que gauche, honteux et empêché. » Pour tout dire, Louis XVI avait un *phimosis*. Une petite opération devenait donc nécessaire pour lui « rendre la voix », tout comme on sectionne le frein de la langue aux enfants empêchés de parler.

Se rendant aux instances de Joseph II, le roi consentit à s'y soumettre. M. de Lassone, premier médecin de Marie-Antoinette, fut officiellement chargé de procéder au débridement. Il ne laissa pas que d'en être préoccupé, ainsi qu'en témoigne ce curieux extrait d'une conversation tenue le Jour de l'An chez Mme du Deffand et rapportée par l'*Espion anglais* (1).

Le comte de Milly est introduit dans le salon et, après avoir salué les personnes présentes, s'exprime en ces termes :

« Madame, mon confrère (M. de la Lande) aurait mieux fait de vous instruire de ceci : il y a quelques jours, M. de la Sône (*sic*), premier médecin de la reine et membre

---

1. *Espion anglais*, V, 80, 1783.

de l'Académie des Sciences, a proposé, dans une assemblée particulière, une question de physique concernant à la fois l'anatomie et la médecine. Il a établi la conformation d'un individu mâle et a demandé s'il ne pourrait pas être possible que, par telle attitude, telle manière, telle circonstance, tel moment favorable de la nature, le sujet disgracié de celle-ci fût assez adroit pour la tromper et produire un enfant? Plusieurs membres, faisant attention à la qualité de l'homme, aux détails qu'il rapportait, ne voulant point qu'on engageât cette question, dirent que c'était à la Faculté de médecine ou au Collège de chirurgie qu'il fallait le renvoyer, ce qui était l'avis général.

« On a ensuite demandé à l'académicien pourquoi il agitait un semblable problème : il a répondu simplement qu'on ne saurait trop approfondir une matière intéressante... »

On voit maintenant pourquoi Lassone posait ces diverses questions. Il voulait avoir l'avis des plus éclairés de ses collègues avant d'entreprendre une opération dont la responsabilité allait tout entière lui incomber.

Quoi qu'il en soit, l'opération eut lieu et réussit à merveille.

La preuve en est dans ce passage des *Mémoires de Mme Campan* qui n'appelle pas de commentaires :

«... Vers les derniers mois de 1777, la reine, étant seule dans ses cabinets, nous fit appeler, mon beau-père et moi, et, nous présentant sa main à baiser, nous dit que nous regardant l'un et l'autre comme des gens bien occupés de son bonheur, elle voulait recevoir nos compliments; *qu'enfin elle était reine de France et qu'elle espérait bientôt avoir des enfants;* qu'elle avait, jusqu'à ce moment, su cacher ses peines, mais qu'en secret elle avait versé bien des pleurs... A partir de ce moment heureux si longtemps attendu, l'attachement du roi pour la reine prit tout le caractère de l'amour. Le bon Lassone, premier médecin du roi et de la reine, me parlait souvent de la peine que lui avait faite *un éloignement, dont il avait été si longtemps à vaincre la cause,* et ne me paraissait plus avoir alors que des inquiétudes d'un genre tout différent (1)... »

Sainte-Beuve, qui a effleuré le sujet que nous avons essayé de traiter, a écrit quelque part : « J'aimerais bien qu'on en vînt une bonne fois, et fût-ce dans un journal de médecine, aux preuves et aux arguments qui peuvent en finir avec cette question. S'il y avait quelque procès-verbal d'opération, ce serait décisif. » Eh bien ! ce procès-verbal existe, et, malgré le désir que nous en avions exprimé (2), nous n'avons pu obtenir communication de ce précieux document. Devons-nous le regretter ? Assurément notre conviction s'en serait fortifiée, mais est-il nécessaire de plus insister pour éclairer notre religion ?

Libre aux détenteurs des manuscrits de Lassone de les garder jalousement sous verre ; qu'ils prennent garde seulement, en voulant mettre la lumière sous le boisseau, de donner quelque apparence de raison à ceux (3) qui n'ont pas craint d'avancer « que la fameuse opération de chirurgie n'a rien changé à l'état des choses et que ce ne fut qu'une haute comédie, devenue nécessaire pour couvrir, aux yeux du public, certains écarts conjugaux : comédie à laquelle le roi se serait prêté, dominé par la raison d'État, cette religion des princes. »

1. *Mémoires de Mme Campan,* I, p. 185-186.
2. *Intermédiaire des Chercheurs et des Curieux,* 1890, p. 706.
3. Combes, *loc. cit.* p. 46.

LA PREMIÈRE GROSSESSE

DE MARIE-ANTOINETTE

LA PREMIÈRE GROSSESSE

DE MARIE-ANTOINETTE

Pour qui juge sans passion et sans prévention, les événements qui se sont déroulés, il y a un siècle, s'enchaînent avec une logique fatale. Que la raison humaine, que la civilisation même aient subi une éclipse, libre aux âmes timorées de le déplorer. Il est des expiations nécessaires pour assurer la marche des peuples dans la voie indéfiniment perfectible du progrès.

Il ne nous appartient ni de condamner, ni d'absoudre la femme, qu'un tribunal d'exception envoyait, au mois d'octobre 1793, à l'échafaud révolutionnaire. Si nos larmes venaient à tarir, nous trouverions, dans l'évocation de quelques autres épisodes de ces temps troublés, de quoi émouvoir notre pitié.

La reine de France apparaît à certains une victime d'autant plus infortunée qu'elle occupait un rang plus élevé. Si on n'a pas fait de l'épouse de Louis XVI une sainte, on n'a pas été loin d'en faire une martyre. Certes, jamais figure ne prêta mieux à la légende. En venant au monde, Marie-Antoinette présentait tous les attributs de la souveraine. La distinction, la grâce,

la beauté, toutes les qualités natives, elles les possédait à un degré de perfection tel qu'une fée avait dû
veiller sur son berceau. En grandissant, ses charmes
se développaient, son air de majesté s'affirmait. On
sentait qu'un manteau royal était seul digne de voiler
ces épaules triomphantes.

Par quelle ironie cruelle cette créature rayonnante
allait-elle être accouplée au mari le plus étranger à
toutes les délicatesses, le plus prompt à toutes les gau-
cheries ? N'était-ce pas l'alliance la plus disparate qui
se pût rêver : la jeunesse radieuse, frivole, débordante,
unie à l'entêtement froid, obstiné, calculateur. Que
pouvait-on augurer de ce règne qui s'annonçait sous
de si fâcheux auspices ? Encore si l'amour eût été de
la partie ! C'était, hélas ! le sport le moins favori de
ce roi pour qui tous les sports étaient jouissance.
Ce n'est plus aujourd'hui un mystère que, pendant les
huit premières années de son mariage, Louis XVI ne
fut pour sa femme rien de plus qu'un camarade im-
portun.

Nous avons raconté, dans tous ses détails et sans
les sous-entendus qui, dans la plupart des récits, la
défigurent, l'histoire des infortunes conjugales du plus
débonnaire de nos rois. Ce sera presque une réhabilitation de faire le portrait du père après avoir esquissé
celui de l'époux.

Aurait-on voulu plaider les circonstances atté-
nuantes en faveur de Marie-Antoinette, on n'eût pas
trouvé de plus solide argument que son infécondité.
Cette femme, parée de toutes les séductions, à qui
allaient tous les hommages, ne se consolait pas de ne
pouvoir épancher au dehors les trésors d'affectuosité
qu'elle recélait. La reine espérait un Dauphin, la mère

appelait un fils. Et c'était dans le silence qu'elle devait dévorer le chagrin qui la minait, d'être la seule à la Cour qui n'eût pas la douce satisfaction de presser un fils sur son sein. Comment ne pas voir dans cet incessant tourment le mobile de tant d'imprudences, de tant de légèretés ? Son désespoir n'est-il pas tout entier dans ce cri, qu'elle laisse échapper dans une de ses lettres, au moment où vient d'accoucher une princesse de sang royal : « J'ai caché mes larmes pour ne pas troubler leur joie. »

Elle le désirait de tous ses vœux ce rejeton qui s'obstinait à ne pas naître. Déjà, en 1776, à la fin de juin; le bruit courait que la reine était grosse. Fausse alerte, que la réalité ne tardait point à dissiper ! Trois jours plus tard la nouvelle était démentie. En réalité, elle avait été grosse et elle s'était blessée en levant un store de sa voiture. Mais cette fausse couche, puisqu'il faut l'appeler par son nom, avait été tenue rigoureusement secrète.

Vers l'automne de l'année suivante, les espérances de grossesse se sont évanouies ; mais les esculapes du jeune monarque viennent de déclarer que rien ne s'oppose désormais à la consommation d'un acte si malheureusement retardé. Le roi est devenu homme. Le 7 octobre, Sa Majesté annonce à ses courtisans qu'elle se rend à Fontainebleau et qu'elle a bon espoir que la grossesse de la reine se confirmera. D'autre part, la reine a fait appeler auprès d'elle Mme Campan et son beau-père et leur annonce que, « les regardant comme des gens occupés de son bonheur, elle voulait recevoir leurs compliments : qu'enfin elle était reine de France et qu'elle espérait bientôt avoir des enfants. »

5.

Le 17 janvier 1778, le fidèle Mercy-Argenteau, placé auprès de la jeune reine pour surveiller ses faits et gestes et en faire un rapport à la reine-mère, écrit à Marie-Thérèse : « La reine continue à se conduire très bien avec le roi, qui, de son côté, *persiste à vivre maritalement, dans le sens le plus exact et le plus réel* (1). »

Dès le 15 avril, on dit ouvertement à la Cour que la reine est positivement enceinte. La nouvelle ne tarde pas à transpirer au dehors. Le roi ne se sent pas d'aise et son auguste épouse dit plaisamment: « J'ai tant de désir que cela soit que je prends pour des maux de cœur jusqu'aux idées qui me passent par la tête. » Elle est tout de même convaincue de son état, car elle fait part à sa mère « qu'elle a vomi, ce qui augmente ses espérances. » Les médecins, eux, ne s'y sont pas trompés, et on les voit, dès le mois de mars, exiger que la princesse se soumette aux plus menues précautions, qu'elle ne sorte plus en voiture, la moindre imprudence pouvant tout compromettre. Toutefois, comme Marie-Antoinette parle de dépêcher un courrier à Vienne pour annoncer l'heureuse nouvelle, Lassone conseille d'attendre quelques jours encore, vingt jours au moins; à cette époque, il se prononcera en toute connaissance de cause. Au reste, la reine s'est trompée dans un premier calcul. Le retard ne devait être compté que depuis le 1er ou le 2 ou même le 3 de ce mois, la révolution précédente ayant eu lieu le 3 du mois de mars.

« Jusqu'à ce que le terme de la seconde révolution soit passé, on ne pourra que rester entre la crainte et

1. *Correspondance de Mercy-Argenteau et de Marie-Thérèse.*

l'espérance » (1). On ne saurait, d'ailleurs, être trop circonspect. « Il faut treize semaines complètes, surtout à une première grossesse, pour être sûre, » écrit à sa fille Marie-Thérèse, toujours avisée.

On se montre tout de même plus confiant dans l'entourage de la reine. M. de Lassone, son premier médecin, offre de parier 1.000 louis que la souveraine est véritablement enceinte. Il va sans dire qu'il n'est personne d'assez indiscret pour tenter de gagner le pari.

Le 5 mai, Mercy envoie un exprès à Marie-Thérèse. Adieu les escapades, les nuits au bal et les équipées folles ! La jeune mère a conscience de son nouveau rôle. Son temps se passe à causer, à écouter un peu de musique, à faire de courtes promenades. A peine lui permet-on, pendant de courts instants, de s'asseoir, comme jadis, à une table de jeu. Mercy en marque tout son contentement dans sa correspondance confidentielle.

Marie-Thérèse envoie à son ambassadeur ce billet pour être communiqué à Lassone : « Ayant plus d'une preuve des sentiments et du zèle du sieur Lassone, il est juste que je témoigne toute la confiance que j'ai en lui dans l'état actuel où se trouve ma fille. Je me repose sur ses soins et je m'en promets le meilleur effet, dont je lui aurai bien du gré. » Elle joint au billet une magnifique boîte émaillée en vert, toute garnie de diamants (2).

Sur la demande de Mercy, elle fait envoyer en même temps à Lassone un beau lot de minéraux de

1. *Correspondance de Marie-Thérèse et de Mercy-Argenteau,* loc. cit.

2. L'accoucheur Vermond reçut une bague de diamants et une boîte émaillée achetée à Paris 660 florins.

Hongrie, que le premier médecin avait manifesté le désir d'avoir, pour enrichir sa collection d'histoire naturelle.

Marie-Antoinette écrit, de son côté, à sa mère, qu'elle se porte à merveille, à part quelques étouffements. Lassone l'a autorisée à se promener en voiture, pourvu que le carrosse marche lentement et sans secousses. Elle arrive au troisième mois, et se désespère de grossir démesurément des hanches. Elle a pris pour accoucheur Vermond, un frère de son lecteur, l'abbé de Vermond. Elle a été si longtemps sans se flatter du bonheur de jamais être grosse, qu'il y a des moments encore où elle croit que tout cela n'est qu'un songe ; mais ce songe se prolonge et elle croit bien qu'il n'y a plus de doute à avoir.

On remarque un heureux effet du nouvel état de la reine. Elle « paraît se plaire avec son époux, le rechercher, s'amuser avec lui, et lui fait des caresses auxquelles ce prince répond de manière à exciter encore plus cette tendre intelligence (1). »

Le 18 mai, Sa Majesté se promène une heure à pied. Le reste du temps, elle est assise dans son cabinet, où elle s'occupe à quelques petits ouvrages à l'aiguille ou à tresser des bourses.

Trois jours plus tard, sur ordre de la reine, on fait sortir des prisons de Paris beaucoup de pauvres pères, détenus faute de paiement des mois de nourrice de leurs enfants ; à ce propos, Marie-Antoinette laisse entendre ces belles paroles :

« Si le Ciel me fait la grâce d'accoucher heureusement, je ferai en sorte qu'il n'y ait plus de ces malheureux. »

—————

1. *Correspondance, loc. cit.* I, 166.

Le 23 mai, la reine dit à son premier médecin :

« Puisque Dieu, à ce qu'il paraît, m'accorde la grâce que j'ai tant désirée, je veux désormais vivre tout autrement que je n'ai fait. Je veux vivre en mère, nourrir mon enfant et me consacrer à son éducation. »

Le roi veut bien consentir à ce que la reine nourrisse si elle accouche d'un Dauphin, mais il hésitera s'il survient une fille.

Le choix du sieur Vermond comme accoucheur, de préférence aux Levret, Andouillet et Milot, accoucheurs de Paris et de la Cour, n'est pas sans soulever des oppositions.

Le roi a désapprouvé ce choix, mais il s'est borné à dire : « Je ne veux pas voir cet homme-là. » La reine soutient son accoucheur envers et contre tous.

On avait d'abord songé à prendre Levret pour accoucheur, « l'homme de la plus grande et de la meilleure réputation de ce genre. » Le roi l'avait en particulière estime et n'avait pas caché pour lui ses préférences. Mais l'entourage de la reine est hostile au célèbre accoucheur. On représente surtout que Levret étant déjà l'accoucheur de la comtesse d'Artois, les deux princesses pourraient avoir besoin de ses offices à la même époque, ce qui ne manquerait pas de causer un grave embarras. Il faudrait le remplacer au pied levé par un inconnu, ce dont tout le monde se plaindrait. On ajoutait que la raison d'État s'opposait à ce que « la même main travaillât aux deux opérations. »

Enfin, motif capital, la reine, étant encore jeune, était destinée à mettre au monde une foule d'héritiers du trône et serait, tôt ou tard, forcée de se passer des services de Levret, trop vieux pour pouvoir exercer longtemps.

On choisit dès lors Vermond, accoucheur brillant, dont on ne contestait pas le mérite, mais qui n'était rien moins que beau et qui n'avait, à en juger par les propos qu'on lui prêtait, ni la tenue, ni le langage des Cours.

La reine s'obstinait, malgré tout, à le désigner, encouragée dans sa résistance par sa mère qui ne cessait de lui faire toutes sortes de recommandations utiles pour sa santé. C'est ainsi qu'en toutes occasions elle rendait hommage à Lassone, engageant sa fille à « se soumettre aveuglément à ses prescriptions », une malade devant « suivre, avant tout, les ordonnances de son médecin. » Puis, c'étaient des conseils, que lui suggéraient son expérience et sa maternelle sollicitude, sur les soins à donner à l'enfant qui allait naître. La première année, écrivait-elle, il ne faut pas « serrer les enfants dans leurs langes, ne pas les tenir trop chauds, ne pas les surcharger de bouillies ou de mangeailles, leur donner une bonne et saine nourriture, ce qui est sujet à caution à Paris... Les gens de campagne, c'est à peu près la même chose, vu la corruption des mœurs. »

Le 4 août, la grossesse avait été officiellement déclarée à la Cour. Elle était alors au quatrième mois et demi. L'enfant avait donné le premier mouvement le vendredi 31 juillet, à 10 h. 1/2 du soir. « Depuis ce moment, écrivait Marie-Antoinette à sa mère, il remue fréquemment, ce qui me donne une grande joie ».

Quand s'était produit ce *premier mouvement*, Marie-Antoinette s'en était ouverte au roi d'une façon aussi spirituelle que voilée : « Sire, lui avait-elle dit avec un grand sérieux, j'ai à vous demander justice contre un de vos sujets qui m'a violemment insultée. » Et comme le visage du roi se rembrunissait : « Oui, poursuivait la reine, il s'en est trouvé un assez audacieux, le dirai-je, pour me donner des coups de pied dans le ventre. » La chronique, toujours médisante, prétendait que le comte d'Artois, présent à l'entretien, aurait ajouté : « Et à mon frère des coups de pied dans le c... »

On était arrivé au cinquième mois. Ainsi que le veut l'étiquette des cours, on chanta dans les églises de nombreux *Te Deum* d'actions de grâces et le Parlement envoya féliciter Leurs Majestés par quatre présidents.

Le 26 août, le roi réclame de l'archevêque de Paris un mandement pour faire dire des prières publiques relativement à la grossesse de la reine.

Le 5 septembre, on parle de saigner la reine, qui avait été saignée une première fois à la fin de juin. Un rhume de cerveau retarde l'opération. Quatre jours plus tard, l'opération a lieu (1). La reine se trouve mal, son chirurgien lui fait respirer de l'eau de Luce. Elle lui exprime sa reconnaissance en lui donnant, outre le présent ordinaire de 30 louis, son flacon d'or : « Tenez, Monsieur, lui dit-elle, il m'a fait revenir; il rendra par vos mains le même service à beaucoup d'autres. »

Dans le courant de ce même mois, elle est fréquemment incommodée de coliques, mais supporte les douleurs avec courage. Elle ne tarde pas à se rétablir et se porte à merveille en octobre.

1. On ne lui avait retiré que deux très petites palettes de sang, à cause de la petitesse de ses veines.

Plusieurs dames de qualité font des pèlerinages et des neuvaines pour obtenir du ciel l'heureuse délivrance de la reine. Il y en a, comme par exemple la duchesse de Noailles, qui vont jusqu'à Lorette et à Rome ; d'autres, seulement à Notre-Dame de Liesse, en France.

On choisit trois nourrices et on congédie la foule des prétendantes à cet emploi. Deux sont de simples paysannes, la troisième est l'épouse d'un brasseur de Paris.

Toutes les affaires sont suspendues, personne ne bouge plus de la Cour jusqu'à l'événement, qu'on croit très proche.

La reine continue de se porter de mieux en mieux ; elle marche tous les jours dans les appartements ou dans la galerie, et avec tant d'aisance et de vivacité qu'on a peine à la suivre. Il y a déjà du temps qu'elle ne met plus de rouge et ne se coiffe qu'en grand bonnet, sans en paraître moins jolie...

Pendant ce temps, que faisait la Faculté ? En tant que corps constitué, elle participait à l'allégresse générale. Le 10 novembre, elle faisait chanter un *Te Deum*. Le décret qu'elle rendit à cette occasion, écrit en latin, était, au dire des journaux de l'époque, « un des plus agréables morceaux qu'on pût lire. »

« Il est écrit, dit un chroniqueur, avec des grâces et une latinité pure qui embellissent l'éloquence aimable de l'auteur, les idées riantes, naturelles, les images vives et brillantes, les tournures poétiques et pittoresques dont il est rempli. Dans sa brièveté, c'est un petit chef-d'œuvre. »

Une phrase, glissée maladroitement dans cet élégant discours, occasionna une grande rumeur. Nous la reproduisons plus bas (1), en latin, laissant à nos lecteurs le plaisir de la traduction. C'était une allusion assez maladroite à l'impuissance de Louis XVI. Celui-ci eut le bon esprit de ne pas s'en apercevoir. La joie d'être bientôt père le rendait indulgent.

Le 1er décembre, le roi avait fait porter 100.000 livres chez le grand aumônier, pour être distribuées aux pauvres après la délivrance de la reine.

Cette princesse en fit remettre autant au lieutenant de police de Paris pour de pauvres pères et mères, afin de payer les mois de nourrice de leurs enfants, distribuer des layettes et autres secours.

Dans la nuit du 3, la reine fut atteinte d'étouffements, qui firent croire un instant que l'accouchement était imminent. Elle prétendait sentir remuer distinctement deux enfants, ce qui fut contredit par les « gens de l'art ».

Elle est saignée, pour la quatrième fois, le 8 décembre. On attendait sa délivrance pour le 15 du mois. Tout le monde était anxieux, surtout l'accoucheur qui, de droit, devait toucher 40.000 livres de pension, si c'était un prince, et n'en aurait que 8 ou 10 une fois données, si c'était une fille.....

Le roi va dix fois par jour de son appartement à celui de la reine, ne cessant d'interroger les médecins et l'accoucheur. Et la reine n'accouche pas ! La Faculté présume qu'elle peut encore aller quelques

1. Voici cette phrase : « *Primum miraculum puellam dedit (cælum) in cujus ortu, tam ardenter quam diu expectato, gestire eo opportunius fuit, quod naturae tarditas, jam calumniis lacessita, injiciebat quamdam dissidentiam furtivo lapsu amnis irrepontem.* »

jours. En attendant, elle jouit d'une bonne santé et est très gaie.

Cependant le dénouement est proche.

Marie-Thérèse est de jour en jour plus inquiète. Elle écrit, le 9 décembre, à Mercy : « Vous me marquerez toutes les circonstances et particularités; comme la reine s'est comportée et se porte, comme on lui fait passer les journées, ce qu'on lui donne à manger, quel monde elle voit... » Et Mercy ne manque pas de la renseigner. La veille de l'événement, il transcrit à la hâte ses impressions qui sont, à la vérité, favorables : « Depuis quinze jours, le premier médecin et l'accoucheur logent à côté des appartements de la reine; tout est prévu avec le plus grand ordre pour le service. Il y a, selon l'usage, quatre nourrices retenues pour l'enfant royal; mais ce ne sera qu'au moment que l'on décidera laquelle des quatre commencera la nourriture; les trois autres restent en réserve pour suppléer aux accidents possibles. »

Le cérémonial est minutieusement observé. La famille royale, les princes du sang et les grandes charges passent la nuit dans les pièces qui tenaient à la chambre de la reine.

Enfin, le 19 décembre, vers minuit et demi, la reine ressentait les premières douleurs. A 3 heures, on prévenait le roi. Peu à peu, les autres membres de la famille pénétraient dans la chambre. Puis on laissa entrer indistinctement tous ceux qui se présentaient, à tel point qu'à l'instant où l'accoucheur Vermond dit à haute voix : « *La reine va accoucher,* » les flots des curieux qui se précipitèrent dans la chambre furent si nombreux et si tumultueux que ce mouvement pensa faire périr la reine.

Le roi avait eu, dans la nuit, la précaution de faire attacher avec des cordes les immenses paravents de tapisserie qui environnaient le lit de Sa Majesté ; sans cette précaution, ils auraient, à coup sûr, été renversés sur elle. Il ne fut plus possible de remuer dans la chambre ; elle se trouva si remplie d'une foule si mélangée qu'on pouvait se croire sur une place publique. Deux Savoyards montèrent sur des meubles pour voir, plus à leur aise, la reine placée en face de la cheminée, sur un lit dressé pour le moment de ses couches. Le bruit, le sexe de l'enfant, que la reine avait eu le temps de connaître par un signe convenu, dit-on, avec la princesse de Lamballe, ou une faute de l'accoucheur, supprimèrent à l'instant les suites naturelles de l'accouchement. Le sang se porta à la tête, la bouche se tourna, l'accoucheur cria : « *De l'air, de l'eau chaude, il faut une saignée au pied!* »

Les fenêtres avaient été calfeutrées ; le roi les ouvrit avec une force que sa tendresse pour la reine pouvait seule lui donner, ces fenêtres étant d'une très grande hauteur et collées avec des bandes de papier dans toute leur étendue.

Le bassin d'eau chaude n'arrivant pas assez vite, l'accoucheur dit au premier chirurgien de la reine de piquer à sec ; il le fit, le sang jaillit avec force ; la reine ouvrit les yeux.

On eut peine à retenir la joie qui succéda si rapidement aux plus vives alarmes (1). Quand la reine revint à elle, elle demanda, après avoir été replacée dans son lit, pourquoi elle avait une bande de linge à la jambe. Elle ne s'était pas sentie saigner pendant sa syncope.

1. Mme Campan, *Mémoires*, p. 159.

Un service très nombreux fut attaché à la reine pendant les premiers jours qui suivirent l'accouchement. Outre un certain nombre de femmes pour lesquelles elle commanda d'énormes fauteuils, dont les dos se renversaient au moyen de ressorts et qui pouvaient aisément se transformer en lits de repos, le premier médecin Lassone, le premier chirurgien, le premier apothicaire, les chefs du gobelet, etc., restèrent neuf nuits sans se coucher.

Quand la reine avait éprouvé les premières douleurs, le gouverneur de Paris avait, suivant l'usage, envoyé un de ses pages au corps de ville qui s'était assemblé à l'Hôtel de Ville, pour attendre l'événement. Il avait ensuite dépêché son capitaine des gardes pour annoncer que la reine était accouchée d'une fille. Pendant ce temps, le roi chargeait un officier de ses gardes du corps du même message. On suivit les mêmes prescriptions que si c'eût été un Dauphin. Les présents eurent lieu pour ce qu'on appelait *l'ouverture du ventre*, ainsi que l'étiquette le commandait. La reine avait hâte de connaître le sexe de son enfant. Elle s'attendait, à dire vrai, à un garçon. Un charlatan, du nom de Printems, soldat devenu médecin et qui se faisait fort de découvrir dans les urines des femmes enceintes le sexe de leur enfant, lui avait formellement prédit qu'elle accoucherait d'un garçon.

Ce fut une déception cruelle pour la reine quand on lui annonça la nouvelle. Elle en fut toute remuée.

L'accoucheur Vermond fit, à cette occasion, preuve d'une grande présence d'esprit. Sur-le-champ, il avait pratiqué une saignée au pied, qui eut pour résultat immédiat de faire cesser les convulsions (1) ; car c'étaient, à n'en pas douter, des convulsions d'éclampsie qui venaient de se manifester (2).

Mercy ne manqua pas de signaler l'incident à Marie-Thérèse. Dès que l'accouchement avait été terminé, il en avait avisé la reine mère en ces termes solennels (3).

MERCY A MARIE-THÉRÈSE

DE LA SECRÉTAIRERIE DU MINISTRE A VERSAILLES

20 décembre, à midi 3/4.

Sacrée Majesté, je profite du courrier dépéché au baron de Breteuil pour annoncer très respectueusement à

1. Mercy, dans son ignorance, attribuait les mouvements convulsifs à plusieurs causes : 1° le remuement d'un trop grand nombre de personnes présentes ; 2° les efforts que la reine fit pour ne pas se plaindre (!) ; 3° le saisissement de ce que, dans le premier instant, son enfant ne criait pas, ce qui lui fit craindre que l'enfant ne fût mort ; 4° quand l'enfant eut crié, le contraste entre la douleur et la joie, qui avait produit une révolution (!!).

2. Le professeur Pajot citait dans ses cours le facies de Marie-Antoinette et la forme de son cou, dit *en colonne*, comme offrant le type des femmes prédisposées à l'éclampsie.

3. Nous donnons ci-après, à titre de curiosité, le bulletin du premier accouchement de Marie-Antoinette, rédigé par le roi lui-même. On ne croirait jamais lire la relation d'un père, écrivant sous l'impression d'une des plus grosses émotions de sa vie. Ce document éclaire, mieux que tout commentaire, la physionomie de ce roi, insouciant et faux bonhomme, plus occupé à courre le cerf et à forger les serrures qu'à prendre souci des affaires de l'État et de la santé de sa femme.

COUCHES DE LA REINE. — *Le 19 décembre 1778.*

La reine s'était couchée la veille sans souffrir. A minuit et demi, elle a commencé à souffrir ; à 1 h. 1/2, elle a sonné ; on a été

Votre Majesté que la reine vient de mettre au monde une princesse, ce matin, à 11 h. 1/2. Les douleurs ont commencé à minuit et demi ; elles ont d'abord été peu considérables et avec de longs intervalles même de repos et d'instants de sommeil. Les grandes douleurs suivies n'ont commencé que vers 8 heures et les eaux ont percé dans ce même moment. La reine a soutenu le mal avec un grand courage ; j'ai vu cette auguste princesse dans les derniers moments de l'accouchement, et encore quelques instants après. La violence qu'elle s'était faite pour ne pas se plaindre lui causa un léger mouvement convulsif dans les nerfs ; on jugea convenable de la saigner, et l'accident se calma sur-le-champ. La reine est autant bien (*sic*) qu'il

chercher Mme de Lamballe et les honneurs ; à 3 heures, Mme de Chimay est venue me chercher. La reine était encore dans son grand lit ; une demi-heure après, elle a passé sur un lit de travail. Mme de Lamballe a envoyé chercher la famille royale et les princes et princesses qui étaient à Versailles, et a envoyé des pages à M. le duc d'Orléans, Mme la duchesse de Bourbon et Mme la princesse de Conti qui étaient à Saint-Cloud, M. le duc de Chartres, M. le duc de Bourbon et M. le prince de Conti, qui étaient à Paris. Les douleurs se ralentissant, elle s'est promenée dans la chambre jusqu'à près de 8 heures qu'elle s'est remise sur le lit de travail. Il y avait dans la chambre la famille royale, les princes et princesses du sang, les honneurs et Mme de Polignac ; dans le grand cabinet, ma maison, celle de la reine et les grandes entrées ; dans le salon de jeu et la galerie, tout le reste du monde. On est entré lorsque l'accoucheur a averti. La reine est accouchée, à 11 h. 1/2, d'une fille. J'ai passé tout de suite dans le grand cabinet pour la voir emmailloter et la remettre entre les mains de Mme de Guéménée, gouvernante.

Le sous-lieutenant des gardes de service chez la Reine est parti tout de suite pour faire part de la naissance au corps de ville qui était assemblé depuis la nouvelle du travail, et un autre sous-lieutenant a reconduit ma fille chez elle. On n'avait pas pu saigner la reine pendant le travail ; quelques minutes après être accouchée, le sang lui a remonté à la tête et elle est tombée sans connaissance ; on l'a saignée copieusement du pied et, depuis, elle a toujours bien été.

Je suis rentré chez moi à 2 h. 1/2, où j'ai signé des lettres de ma main pour l'empereur, l'impératrice et le roi d'Espagne ; les autres avaient été signées quelques jours auparavant.

est possible de l'être dans ces premiers instants de son état
et son auguste enfant, qui est grand et fort, se porte à
merveille.

Dans la précipitation du moment, je ne puis rien ajouter
à ce très humble rapport ; vingt-quatre heures après l'expédition de ce courrier, celui de Votre Majesté partira.

L'instant du délivre n'est pas encore arrivé ; mais,
d'après toutes les apparences qui sont sous mes yeux, je
crois que Votre Majesté a tout sujet d'être hors d'inquiétude. La reine ne sait pas encore le sexe de son enfant
royal (1).

Nous savons déjà qu'il s'agissait d'une fille, ce qui
avait vivement désappointé la reine. Elle s'en consolait par les prévenances et les amabilités du roi. Elle
ne cessait de répéter que, sans la présence d'esprit de
son accoucheur Vermond qui l'avait saignée, elle
aurait pu succomber.

Les bonnets carrés de la Faculté n'étaient rien
moins que flattés du succès remporté par cet intrus.
Pour s'en venger, ils allaient publiant partout que
l'accoucheur n'était qu'un empirique grossier et mala-
droit, et que c'était miracle s'il n'avait pas estropié la
reine.

En attendant, Vermond était l'homme du jour.
C'était à qui vanterait son habileté et son sang-froid.
Les jaloux continuaient bien à insinuer qu'il était
aussi lourdaud qu'ignare, mais sa réputation n'en
était pas entamée.

On allait jusqu'à citer de lui ce trait :

La reine, avançant dans sa grossesse, s'était plainte
un jour à Vermond d'être plus grosse que de raison :

____

1, *Correspondance, loc. cit.* t. III, p. 277.

« Songez, madame, lui répondit le balourd, que vous
êtes ventrue ! »

Une autre fois, il avait été plus libre encore dans
ses propos. Comme la princesse se trouvait la gorge
trop volumineuse : « C'est que, avait-il répliqué, vous
êtes naturellement tétonnière. »

Cela n'empêcha pas le roi de prendre avis de lui
pour savoir quand il pourrait reprendre le lit conjugal. Le prince, qui avait tant à se faire pardonner,
réclamait avec instance de coucher avec la reine.
Celle-ci s'y refusait. Elle finit toutefois par y consentir, mais, selon le conseil de Vermond, les deux
époux durent prendre des « précautions de salubrité. »

L'accoucheur était définitivement rentré en grâce
auprès de Louis XVI.

Le 16 janvier 1779, il recevait une pension de
12.000 livres et la perspective de l'ordre de Saint-
Michel : « Comme je vous dois la conservation de la
reine, lui dit le monarque, vous pouvez penser que je
n'en resterai pas là ! »

Marie-Antoinette observa scrupuleusement un repos
à la chambre de six semaines. Au bout de ce temps,
elle effectua sa première sortie.

On la vit reparaître « plus belle que jamais, parée
des plus riches dentelles et de rubans de deux cou-
leurs sur chaque revers, inventés pour elle et qu'elle
fut seule à porter, puisque le fabricant se refusait à
en vendre, malgré les offres les plus séduisantes. »

...Elle n'allait pas tarder à se remettre en besogne
pour donner le jour à un Dauphin.

LOUIS XVI INTIME

LOUIS XVI INTIME

Nous oserons dire, sans plus attendre, que si
Louis XVI subit l'expiation suprême, c'est qu'il fut
très mal défendu.

Alors, nous dira-t-on, vous viendriez plaider non
coupable ? Assurément, et nous ne tiendrons pas plus
longtemps cachée une opinion qu'il nous reste maintenant à justifier. Il va sans dire que nous nous can-
tonnerons, comme il convient, sur un terrain exclu-
sivement médical : ceci pour bien établir que notre
thèse ne confine ni de près ni de loin au domaine
politique.

Comme s'il avait eu la prévision du sort qui l'attendait, Louis XVI avait — oh ! bien à son insu —
préparé lui-même sa défense. Si ses avocats, Males-
herbes, Desèze et Tronchet, avaient mis sous les
yeux de ses juges le journal autobiographique, rédigé
par le roi pendant près de trente années de sa vie, il
est à croire que la Convention aurait rendu une tout
autre sentence. Quel est donc le journal dont il est
ici pour la première fois question ?

Dès 1766, Louis XVI, qui n'était alors que Dauphin,
consignait jour par jour ses impressions, signalait

les faits qui lui paraissaient saillants, tenait registre
des moindres distractions qui comblaient le vide de
son existence ennuyée. Le cahier du Dauphin s'arrête
au 30 juillet 1774 ; le journal du roi commence le
1er août de cette même année pour ne s'arrêter qu'au
31 juillet 1792, dix jours avant le 10 août, date fatale
qui marque sa déchéance, premier acte du drame
qui devait avoir son épilogue sur la place de la Révolution. Dans ce journal, aujourd'hui conservé aux
Archives nationales et dont il n'a été publié que quelques fragments, nous ne retiendrons que ce qui nous
permettra de brosser un portrait moral, une esquisse
psycho-physiologique de l'homme, à qui son incon-
science aurait pu valoir quelque indulgence, à défaut
de sympathie.

Ce journal, entièrement écrit de la main de
Louis XVI, présente, hâtons-nous de le dire, un
cachet absolu d'authenticité. Il a été trouvé, avec
d'autres papiers, dans l'armoire de fer et aucun historien n'a prouvé, à notre connaissance, qu'il fût apo-
cryphe. Ces réserves faites, qu'allons-nous trouver
sur ces papiers jaunis ? Un état très minutieux des
chasses royales, le nombre de cerfs et de chevreuils
pris ou manqués, quelques détails relatifs à la santé,
des notes sur le service de bouche, chapitre d'une
importance capitale pour un Bourbon ; les moindres
événements de famille, les morts, maladies et nais-
sances. La piété du roi s'y révèle par la notation de
ses devoirs religieux, des vêpres et saluts auxquels il
a assisté, des grandes cérémonies où il a figuré.

Enfin, Louis XVI n'a oublié ni les revues, au nombre de
vingt-cinq, qu'il a passées, ni la danse, ni les promenades à cheval, ni la comédie et autres futilités. Quant

aux événements politiques, il en est à peine fait mention. Comme l'a bien observé un de ses biographes, « ce qu'il y a de singulier, c'est que des milliers de pages qu'on va analyser il sera impossible de déterrer une pensée. » Tout ce fatras accuse une sécheresse de cœur, une indifférence et surtout une pauvreté d'esprit qui désarment les moins prévenus. On cherche un descendant de Louis XIV, voire même de Louis XV, on découvre un soliveau.

Tout ce qu'on sait de sa timidité naturelle, de sa gaucherie, se trouve confirmé dans ces feuilles volantes. Dès son plus jeune âge, il avait manifesté ce sentiment de crainte de la foule et du bruit, que rien ne pouvait surmonter. Marie-Adélaïde, qui l'aimait beaucoup, lui disait parfois : « Parle donc à ton aise, Berry, crie, gronde, fais du tintamarre comme ton frère d'Artois, casse et brise mes porcelaines ; fais parler de toi... » Mais Berry restait modestement dans son coin, osant à peine lever les yeux sur les personnes qui l'entouraient. Il préférait se livrer aux exercices physiques violents, ou passer son temps à exécuter quelques travaux manuels ; ou encore il s'occupait à composer et à laver des cartes de géographie, ou bien il limait du fer et fabriquait des clefs. La Dauphine avait beau le plaisanter, l'appeler son « Dieu Vulcain », il n'en continuait pas moins à vivre loin de la Cour et de ses séductions (1), ne se sentant

1. La marquise de Pracontal fut présentée à la cour le 5 mai 1776. Le jeune roi Louis XVI, à cette cérémonie, en embrassant la marquise, qui était fort jolie, très dévote et très timide, appuya de si bon cœur, que la pauvre dame en resta dans un vif embarras. Il allait recommencer sur l'autre joue, lorsque le duc d Aumont, qui était de service, se précipita entre le monarque et la jeune marquise en s'écriant qu'elle n'était pas duchesse et qu'elle n'avait pas

aucun goût pour les plaisirs bruyants, se complaisant dans la société des ouvriers dont il partageait les travaux, les aidant de ses conseils et aussi les faisant participer à ses libéralités. C'est du moins ce que semblerait indiquer l'anecdote suivante rapportée par Eugène de Mirecourt (1).

La semaine dernière, en revenant de sa promenade quotidienne, le roi voulut monter sur les charpentes établies autour de la salle des Menus, à Versailles. Depuis quinze jours, une foule d'ouvriers s'occupent à agrandir ce corps de bâtiment, qu'on destine à recevoir les membres de l'Assemblée.

Sa Majesté, parvenue au sommet de l'échafaudage, se penchait pour examiner les travaux. Tout à coup, la planche sur laquelle Louis XVI venait de mettre le pied, fléchit sous le poids de son corps et se brisa.

Un cri terrible se fit entendre, car les ouvriers avaient les yeux sur le roi et tous le crurent perdu. Mais, avec une présence d'esprit merveilleuse, sentant la chute imminente, Louis XVI venait de se cramponner à un boulin qui se trouvait à côté de lui. Un garçon charpentier s'empressa de venir à son secours et parvint à le tirer, non sans peine, sur la planche voisine de celle qui venait de se rompre.

Le roi serra vivement le main de son libérateur et descendit en lui ordonnant de le suivre.

Ce que le conteur de l'historiette ne nous dit pas, c'est le mobile qui avait poussé le roi à se risquer ainsi sur les toits. Heureusement les mémorialistes contemporains sont plus expansifs et, grâce à leurs

droit à tant d'honneur ; ce qui fit rire tout le monde, à commencer par le bon roi. (Reiset, *Modes au temps de Marie-Antoinette*, t. 1, p. 251.

1. *Avant, pendant et après la Terreur*, p. 259.

indiscrètes révélations, nous pouvons compléter le récit rapporté succinctement par de Mirecourt.

C'était un agréable passe-temps pour ce roi, faux débonnaire, dont la réputation de douceur est, pour le moins, usurpée, de donner la chasse aux chats, les jours où il n'avait pas le loisir de courre le cerf ou le chevreuil. Il n'est pas douteux que c'est en se livrant à son sport favori qu'il avait failli tomber du toit de Versailles dans la cour de marbre; et, s'il donna une pension au maçon qui l'avait préservé (1), il n'accomplit qu'un acte de justice. Il avait à ce point de l'aversion pour tout individu de la race féline, qu'il s'avisa un jour de tuer d'un coup de marteau un chat favori que possédait le comte de Maurepas (2). Nous ne serions pas surpris que cette malheureuse victime de la fureur sanguinaire du roi ait été le héros de l'aventure qu'a si agréablement rapportée le comte d'Hézecques, dans ses *Souvenirs d'un page* (3).

« Le roi, dit le narrateur, s'assit un jour sur le trône, non pas sur ce trône du haut duquel il recevait une solennelle ambassade ou tançait un parlement rebelle, mais sur ce trône dont le porte-chaise avait la direction. Dans sa précipitation, il ne s'était point aperçu qu'un énorme angora s'était enroulé dans la conque de faïence pour y goûter en paix l'isolement et la fraîcheur. Pendant un certain temps, tout alla bien du côté de l'animal; la privation d'air n'avait point interrompu ses ron-ron. Mais, à un moment donné, qu'il n'est point facile de désigner et

1. V. *Lettres inédites de Mme de Créqui à Sénac de Meilhan*, 1782-89, p. 235, et *Mémoires de Mme Bertin*, p. 218.
2. De Reiset, *loc. cit.* p. 326.
3. Page 213.

que l'on devine, le matou se fâcha bel et bien et témoigna son mécontentement par des efforts extraordinaires pour sortir de sa malencontreuse position. Le roi, aussi effrayé que surpris à cette véritable attaque à main armée, prit aussitôt la fuite, le haut-de-chausses à la main, et courut se pendre à toutes les sonnettes, tandis que, de son côté, le captif, dans un piteux accoutrement, brisait porcelaines et vases, cherchant partout une issue qu'on se hâta de lui offrir. »

Hézecques, qui tenait l'aventure du garçon du château accouru au secours du roi, en affirme l'authenticité absolue. Nous avons d'autant plus lieu de ne point suspecter son témoignage qu'il était un des familiers de la Cour, intéressé, par suite, à ne pas déformer à plaisir les traits du monarque qu'il peignait.

D'ailleurs, à ceux qui mettraient en doute la véracité de cette histoire, nous pourrions dédier la suivante, rapportée par le général Thiébault dans ses attachants *Mémoires*.

« Le roi sortait de la petite porte du château (les Tuileries) près le pavillon de Flore... Nous le suivîmes à cinquante ou soixante pas de distance..... Comme il arrivait à la petite porte du passage qui, à travers le couvent des Feuillants, communiquait de la place Vendôme aux Tuileries et de ces deux endroits à la salle de l'Assemblée constituante, une jeune dame débouchait de cette porte ; elle était précédée par un joli petit épagneul, qui se trouvait déjà tout près du roi ; dès qu'elle reconnut celui-ci, elle se hâta de rappeler son chien en s'inclinant profondément ; de suite le chien se retourna pour accourir vers sa maîtresse, mais Louis XVI, qui tenait à la main un jonc énorme, lui cassa les reins d'un coup de ce gourdin. Et pendant que des cris échappaient à la dame, pendant qu'elle fondait en larmes et que la pauvre bête expirait, le roi continuait sa promenade, enchanté de ce qu'il venait de faire, se dandinant un peu plus que de coutume et riant comme le plus gros paysan aurait pu le faire (1). »

Après ce qu'on vient de lire, on sera, nous l'espérons, suffisamment édifié sur la prétendue bonhomie du roi martyr.

Il faut pourtant rendre cette justice à Louis XVI qu'il était très dur pour lui-même, ne prenant que médiocrement souci de sa santé. Il était d'ailleurs rarement incommodé, et, à part quelques indigestions, le journal ne relate pas de graves maladies. Les indigestions, par exemple, sont fréquentes. A vrai dire, il n'en signale que trois : l'une le 31 mai 1770, l'autre le 10 juin 1771, et une plus forte le 19 juillet 1773. Mais, à cet égard, les historiens se sont montrés moins discrets que le souverain.

L'un d'eux raconte que le roi s'est donné un jour une indigestion en mangeant trop de pâtisseries ; au souper qui a suivi, la Dauphine a dû faire enlever les plats de cette espèce qui se trouvaient sur la table et défendre qu'on n'en servît plus jusqu'à nouvel ordre. D'autre part, le conventionnel Barrère, dans ses *Mémoires*, a relevé la gourmandise immodérée du roi, l'accusant même de cultiver la dive bouteille. On avait, déjà de son temps, composé une comédie sur l'ivresse du

----

1. *Mémoires de Thiébault*, p. 265-266.

monarque. La vérité est qu'une seule fois le roi avait été pris sérieusement de vin, au retour de la chasse : il titubait à ce point qu'on dut le hisser dans son carrosse et le ramener à Versailles. Durant tout le trajet il dormit à poings fermés.

La boulimie du roi mérite de nous arrêter plus longtemps ; d'autant qu'on en retrouve les manifestations aux journées les plus sanglantes de la Révolution. Ce n'est pas un des traits les moins singuliers qui caractérisent Louis XVI. « Il ne se contenait pas plus qu'un enfant, dit un historien (1), qui n'est pourtant pas suspect ; il ne connut aucune circonstance qui valût la peine de différer un repas ou d'en modifier le service. »

Quand il s'enfuit des Tuileries, le 21 juin 1791, il avait bien recommandé qu'on mette dans sa voiture (2) toutes sortes de provisions de bouche. « Il y avait jusqu'à une écuelle d'argent et deux petites cuisines de tôle. » Alors qu'il se croyait à l'abri des poursuites des commissaires de l'Assemblée, son imprudence ne connut plus de bornes. En dépit des supplications de la reine, il résolut de demander à Etoges l'hospitalité à M. de Chamilly, son premier valet de chambre. On dut improviser un déjeuner copieux et la station se prolongea près de trois heures. Louis XVI ne voulait remonter en voiture que l'estomac bien garni. Cet arrêt lui fut fatal. Quand il entra à Varennes, les troupes venues au-devant de lui

---

1. Nicolardot, *Histoire de la table*, p. 402.

2. « Jamais voiture aussi commode n'avait été construite, nous dit une feuille du temps (l'*Orateur du peuple*, nᵒ LII,). Pour n'être point retardé en route, en cas de besoins naturels, il y avait une chaise percée, et, sur le devant, une sorte de réchaud pour faire chauffer du bouillon par le moyen de l'esprit-de-vin. »

étaient reparties et le roi, reconnu, fut arrêté (1) et gardé à vue, ô ironie du sort! chez le citoyen *Sauce*, un nom prédestiné !

Sa première parole fut pour demander à boire un coup; on lui présenta du fromage et du vin de Bourgogne; il prit de l'un et de l'autre, et engagea son hôte à lui faire raison. Ramené à Paris, il montra dans tout le voyage le même appétit, dîna fort bien à Claye et s'arrêta à Pantin pour se rafraîchir. A peine aux Tuileries, il soupa et dévora un poulet comme à l'ordinaire (2).

Le 10 août, on l'enferme dans la loge du Logographe, à l'Assemblée nationale, et il mange et boit, comme si de rien n'était, en présence d'une foule

1. L'épisode de Varennes est mentionné en ces termes dans le journal :

Mardi 21 *juin* 1791. — Départ à minuit de Paris. Arrivé et arrêté à Varennes-en-Argonne, à 11 heures du soir.

Mercredi 22. — Départ de Varennes à 5 ou 6 heures du matin. Déjeuné à Sainte-Menehould. Arrivé à 10 heures à Châlons, y soupé et couché à l'ancienne Intendance.

Jeudi 23. — A 11 h. 1/2, on a interrompu la messe pour presser le départ. Déjeuné à Châlons. Diné à Epernay. Trouvé les commissaires de l'Assemblée auprès du Port-à-Binson. Arrivé à 11 heures à Dormans; y soupé. Dormi trois heures dans un fauteuil.

Vendredi 24. — Départ de Dormans à 7 h. 1/2. Diné à La Ferté-sous-Jouarre. Arrivé à 10 heures à Meaux. Soupé et couché à l'Evêché.

Samedi 25. — Départ de Meaux à 6 h. 1/2. Arrivé à Paris à 8 heures sans s'arrêter.

Dimanche 26. — Rien du tout. La messe dans la galerie. Conférence des commissaires de l'Assemblée.

La fuite de Paris et le retour de Varennes sont, dans un tableau récapitulatif dressé par le roi lui-même, marqués par « cinq nuits dehors de Paris en 1791.

2. Nicolardot, *loc. cit.*, p. 403.

ameutée, qui crie les plus grossières injures à ce roi par trop insouciant.

A la sortie de la séance de la Convention où il vient de comparaître, on lui demande s'il a besoin de quelque chose. Il refuse d'abord, mais, apercevant quelqu'un qui tenait du pain, il témoigne immédiatement le désir d'en avoir un morceau, dont il casse la croûte en voiture.

« Une fois rendu au Temple, il se mit à table et dévora six côtelettes, une portion de volaille assez considérable, des œufs arrosés de deux verres de vin blanc et d'un verre d'alicante (1). »

Quand on eut prononcé la sentence de mort et qu'il eut fait ses derniers adieux à sa famille, au souper qui suivit, il se montra, au dire de son valet de chambre, Cléry, de bon appétit.

La Convention avait satisfait jusqu'au bout aux exigences de cet estomac d'une capacité véritablement monstrueuse. Il n'y avait pas moins de treize officiers de bouche, chargés de servir le roi à la prison du Temple (2).

Cette voracité était un sujet de scandale pour tous ceux qui en étaient les témoins. Nous rapporterons, à cet égard, une anecdote typique : Quand la Convention mit au concours la *Journée du 10 août 1792*, comme sujet de tableau, ce fut le peintre Gérard qui remporta le prix. Or, sait-on ce que l'artiste avait trouvé pour frapper l'imagination du jury? il avait représenté le moment où Louis XVI mangea, sous les yeux des conventionnels délibérant sur son sort, aux

1. Nicolardot, *loc. cit.*, 403,

2. V. *Intermédiaire des Chercheurs et Curieux*, 10 juillet 1891, p. 498.

applaudissements frénétiques des sans-culottes. Il l'avait figuré tenant un poulet des deux mains et le rongeant comme un affamé. Détail amusant à noter : quand Gérard devint plus tard baron et premier peintre du roi, il supprima le poulet (1) !...

La bouche était avec la santé, la préoccupation constante de Louis XVI. Chaque éphéméride révolutionnaire, pourrait-on dire, est marquée par une purgation ou une indigestion. En juillet 1791, au moment où la loi martiale vient d'être proclamée au Champ-de-Mars, où Paris est ensanglanté, on ne trouve, pour tout le mois, que ces courtes mentions :

Jeudi 14 *juillet* 1791. — J'avais dû prendre médecine.

Dimanche 17. — Affaire du Champ-de-Mars.

Jeudi 21. — Médecine à 6 heures et pris du petit-lait.

Déjà, au lendemain de la fuite de Varennes, dès son retour à Paris, il n'avait trouvé à enregistrer que ceci :

Mardi 28 *juin* 1791. — Rien. J'ai pris du petit-lait.

Le petit-lait était un de ses remèdes habituels. La cure durait quelques jours, à ce qu'il semble. En 1791, il note qu'il a pris du petit-lait le 28 juin et qu'il l'a fini le 21 juillet; il en a repris le 22 octobre et fini le 12 novembre.

Entre temps, il boit de l'eau de Walz (*sic*) et de Vichy; ce qui ne l'empêchait pas de se purger quelquefois. De 1771 à février 1792 il a pris en tout vingt médecines. D'autres jours, il écrit : « Je devais me purger » ou « j'avais dû prendre médecine, » ce qui laisse croire qu'il s'y dérobait quand il le pouvait.

_____

1. Nicolardot, *loc. cit.*, 405.

Les bains ne figurent que pour le chiffre de quarante-trois pendant une période de huit années !

Les moindres malaises sont précisés soigneusement. Un jour il a eu la fièvre, un autre jour il a été enrhumé.

Le 20 juin 1774, il s'est fait inoculer. Il a eu, à la suite de l'inoculation, de la fièvre pendant trois jours. « Il n'aura pas beaucoup de boutons, écrit un annaliste, il en a au nez de fort remarquables ; au poignet et à la poitrine ils commencent déjà à blanchir. On lui avait fait quatre petites incisions, mais ces petites plaies suppurent bien. » On le purge le lendemain et on le saigne quelques jours plus tard.

L'inoculation produit ce résultat inattendu chez le roi qu'il ne ressent plus les faiblesses d'estomac auxquelles il était sujet et qui, à la moindre intempérance, lui causaient de violents dérangements d'entrailles.

Toutes ces incommodités (1) n'arrêtent pas son ardeur pour la chasse. Comme c'est sa passion dominante, il en marque les plus infimes péripéties. Chasse au cerf, chasse au sanglier, chasse à la biche et au chevreuil, rien n'est oublié ! Il ne manque pas de dire si on a pris la grande ou la petite meute, si l'on a déjeuné ou soupé, à quelle heure et dans quel endroit. Le journal est, avant tout, un état des chasses. Outre les relevés journaliers, Louis XVI additionne, à la fin du mois, ce qu'il a tué pendant le mois, et totalise, à la fin de l'année, les douze mois réunis.

L'esprit d'ordre, poussé jusqu'à la minutie, se

____

1. Sa plus grosse maladie fut un érysipèle à la tête qui se déclara le 15 décembre 1787.

trahit à tout instant dans cette autobiographie. Dans des cahiers manuscrits, intitulés *Comptes* (pour les années 1772, 1773 et 1774), nous voyons mentionnées les moindres dépenses.

Le roi a écrit de sa main : « Pour un verre de montre, 12 sous ; à Bastard, pour un port de lettre, 9 sous ; pour un cahier de papier, 4 sous ; pour du coton, 10 sous ; à l'Epinay, pour dépenses, 4 sous, 3 deniers..... »

Les erreurs de compte font son désespoir. C'est ainsi qu'on peut lire dans un des cahiers qui portent pour titre : *Dépenses particulières*, et qui ne sont que la continuation des *Comptes* : « Je ne sais quelle erreur s'est fourrée dans mon compte depuis quelque temps , mais le 9 de ce mois, pas retrouvé, dans le fond de ma cassette, de l'argent qu'il y avait plusieurs années que j'avais oublié, et, par conséquent, je recommence l'état général..... »

Dans les *Dépenses particulières*, il récapitule à la fin de chaque mois, les gains et les pertes qu'il a faites au jeu ou à la loterie. Il y perd le plus souvent, mais ce n'était pas encore là que passait le plus clair de ses revenus : Marie-Antoinette lui coûtait autrement cher avec les mille et une fantaisies qu'elle imposait à sa bonasserie !

La reine resta pourtant sa seule affection, si tant est qu'il en eût jamais ressenti. On chercherait vainement, dans le journal, les circonstances dans lesquelles son cœur a tressailli. Le 14 mai 1770, il marque son « entrevue avec Mme la Dauphine ». Son mariage n'est indiqué que par ces mots : « 16 mai 1770, mercredi, mon mariage, appartement dans la galerie, festin royal à la salle d'Opéra. » Et c'est tout. Lo 17, il assiste à la représentation de *Persée* à l'Opéra, et, le 18, il va courre le cerf avec la « grande meute ». Une fois seulement il se montre quelque peu prolixe : c'est à l'occasion de l'accouchement de la reine. Mais il retombe vite dans sa somnolence habituelle.

Le jour où Louis XVI ne va ni à la chasse, ni aux offices divins, qui tenaient une assez large place dans son existence, il marque sur le journal le mot *Rien*. Ce *Rien* est parfois accompagné d'événements de la plus haute importance et ce rapprochement n'est pas sans être singulièrement choquant. *Rien* reparaît à côté des affaires d'État les plus sérieuses.

Rien, remontrances du Parlement. Rien, audience de la grande députation du Parlement de Paris. Rien, retraite de M. Necker. Rien, la mort de M. de Maurepas. Rien, la mort de l'impératrice Marie-Thérèse, sa belle-mère. Rien, la mort de l'empereur, son propre beau-frère.

En juin 1792, les *Rien* alternent avec les vêpres et les chasses. En juillet de la même année, alors que se déroulent les épisodes les plus tragiques de la Révolution, pendant vingt-trois jours, le carnet porte la mention : *Rien*.

N'est-ce pas là, en fin d'analyse, le mot qui peint le mieux ce souverain sans énergie et sans vigueur, à qui les hasards de l'hérédité avaient légué le sceptre, si lourd à porter pour ses mains débiles, du grand aïeul dont il fut une si pâle copie ?

UN

JUGE DE MARIE-ANTOINETTE

———

LE CHIRURGIEN SOUBERBIELLE

JUGE DE MARIE-ANTOINETTE

LE CHIRURGIEN SOUBERBIELLE

La composition du tribunal révolutionnaire était étrangement disparate : toutes les classes s'y trouvaient confondues (1). A côté d'anciens députés, de présidents de tribunaux criminels des départements, on y voyait siéger un luthier, un chapelier, un perruquier, un imprimeur, un peintre, un menuisier, un charpentier, autant dire tous les corps de métiers. Celui qui dirigeait les débats, le jour du procès de Marie-Antoinette, était un ami intime deRobespierre, le citoyen Herman.

Une amitié aussi puissante tenait alors lieu de bre-

---

1. Le jour du procès de Marie-Antoinette, le tribunal était présidé par Herman, ancien président du tribunal criminel du Pas-de-Calais, assisté de quatre juges :

Coffinhal, ancien médecin ; Maire, juge du tribunal du Ier arrondissement de Paris ; Donzé-Verteuil, moine défroqué ; et Deliège, ex-député à la Législative.

Les jurés étaient : Antonelle, ex-député ; Renaudin, luthier ; Souberbielle, chirurgien.

vet de civisme. C'est au même titre d'ami du dictateur, que figurait dans le jury le chirurgien Souberbielle, dont nous allons tenter de crayonner, en quelques traits, la si curieuse silhouette.

A l'époque de la Révolution, Souberbielle avait déjà acquis une certaine notoriété. Dernier élève du frère Côme et de son neveu Pascal Baseilhac, il excellait dans l'opération de la taille par la lithotomie, une mé'hode aujourd'hui bien oubliée, mais qui jouit d'une grande vogue vers la fin du dernier siècle. Souberbielle avait reçu une solide éducation professionnelle. Sa famille ne comptait pas moins de vingt médecins ou chirurgiens : il avait de qui tenir. Sa grand'mère avait été mariée trois fois et, chaque fois, avait épousé un chirurgien. Son dernier mari était le frère aîné du frère Côme. Quatre de ses fils, sur cinq, exercèrent la chirurgie. Le père de notre héros avait eu un instant la pensée de suivre la carrière médicale; mais il y dut renoncer promptement. La vue du sang et le spectacle des souffrances d'autrui lui causaient une émotion telle qu'il préféra un métier dont s'accommodât mieux son délicat tempérament. Il devint instituteur ou plutôt régent des écoles de Pontacq, un petit village des Pyrénées, où vit le jour celui dont nous esquissons la biographie. L'enfant reçut de son père les premiers éléments d'instruction classique. Un oncle maternel, chirurgien à Orlaix, aux environs de Tarbes, se chargea de lui inculquer les premiers principes de l'art de guérir. Après quoi il fut mis sous la protection de Larrey, lieutenant du premier chirurgien du roi à Tarbes.

Le jeune homme débarqua à Paris, en 1774, à l'âge de vingt ans, plein de confiance et riche d'illusions.

On l'avait adressé à frère Côme, son parent, dont la réputation était dans tout son éclat, mais qui, par la nouveauté et la hardiesse de sa pratique, s'était attiré de nombreuses inimitiés. Le célèbre Lecat dirigeait la cabale avec Mareschal, alors tout-puissant, et Ferrand, chirurgien de l'Hôtel-Dieu.

Attaché, pendant quelque temps, au service de Ferrand (1), il eut à subir des tracasseries de toutes sortes de ce chirurgien, qui voulait lui faire expier l'affection qu'il gardait à frère Côme. Il ne fallut rien moins que l'intervention de l'archevêque de Paris et du procureur général du Parlement, Joly de Fleury (2), pour mettre un terme à ces persécutions.

Tout en faisant son service à l'Hôtel-Dieu, en qualité d'externe et plus tard d'interne, le jeune étudiant ne négligeait pas l'enseignement de frère Côme, qui s'attachait à vulgariser ses méthodes tant à l'hôpital de la Charité, qu'à son infirmerie particulière.

A la mort de son bienfaiteur, le jeune étudiant fut mis sous la tutelle du neveu de frère Côme, Pascal Baseilhac.

Baseilhac, accablé par l'âge et les infirmités, se démit de ses fonctions de chirurgien en chef de la

1. C'est dans le service de Ferrand, à l'Hôtel-Dieu, qu'avait été placé le poète Gilbert, qu'une fausse légende a représenté comme étant mort de faim. Ferrand racontait à qui voulait l'entendre les derniers moments du poète et il donnait, sur cette fin tragique, tels détails qui ne s'inventent pas : « Monsieur de Gilbert, répondez-moi donc ! disait Ferrand au malade. — Gilbert tout court, Monsieur Ferrand; la clef m'étouffe! » Qui pourrait ignorer, après cela, que Gilbert s'est suicidé en avalant une clef ? (*Interméd. des Chercheurs et Curieux*, 1876, p. 176.)

2. *Notice sur Souberbielle*, par M. Payen, dans les *Archives des hommes du jour*, p. 3.

Charité en faveur de Desault, et légua à Souberbielle les précieux instruments qu'il avait lui-même reçus de frère Côme (1).

Quand éclate la Révolution, Souberbielle en salue l'avènement avec enthousiasme. En 1789, il est nommé chirurgien-major des *Vainqueurs de la Bastille*. C'est sa première étape dans la vie publique (2). Il se lie, dès lors, avec les principaux personnages politiques du temps, dont il devient l'ami plus encore que le médecin. Il entretient de fréquents rapports avec son confrère Marat, avec Danton et Camille Desmoulins : il n'en enverra pas moins les deux derniers à l'échafaud avec la plus parfaite sérénité d'âme.

Fouquier-Tinville, qui le réservait pour les fortes causes, celle où il employait « les solides », suivant son expression, l'avait désigné pour faire partie du jury appelé à juger la fournée de Danton, Fabre d'Eglantine, Desmoulins, Chabot, Westermann et les autres. Arrivé dès le matin au Palais de Justice, Souberbielle y trouve un de ses bons amis, juré comme lui, qui pleurait à chaudes larmes :

— Eh ! quoi, lui dit-il, d'où te vient ce chagrin ? pourquoi pleures-tu ?

— Eh ! quoi, lui répond son interlocuteur, ne vois-tu pas que nous allons avoir à juger aujourd'hui un patriote comme Danton, un des fondateurs

1. *Notice sur Souberbielle*, par M. Payen, dans les *Archives des hommes du jour*, p. 3.

2. Il avait reçu la décoration attribuée aux *Vainqueurs de la Bastille* et il conservait religieusement, nous dit M. Latour, le souvenir de son haut fait d'armes « sous la forme d'un moellon de la forteresse, enchâssé dans une caisse d'acajou, surmontée d'un petit drapeau tricolore, couronné d'un bonnet phrygien. Il se faisait pieusement apporter le moellon sur son lit et, d'une voix retentissante, il entonnait une strophe de la *Marseillaise*.

de la République, un homme que nous avons eu à notre tête dans toutes les grandes journées ?

— Voyons, voyons, mon ami, de répliquer Souberbielle, écoute-moi, l'affaire est bien simple. Voilà deux hommes qui ne peuvent pas vivre ensemble, Robespierre et Danton; lequel est le plus utile à la République ?

— C'est Robespierre, dit l'ami sans hésiter.

— Eh! bien, il faut guillotiner Danton. Tu vois, *c'est simple comme bonjour!*

Et quand il rappelait le fait à Dubois (d'Amiens), qui nous l'a conservé, il ne manifestait pas la moindre émotion. Il était si bien resté le même homme que, lors de la Révolution de Juillet, il disait à quelques jeunes gens qui le portaient en triomphe avec sa décoration de la Bastille : « Ah! ce marquis de La Fayette, le voilà donc revenu! J'espère bien que cette fois nous ne le manquerons pas et que nous le guillotinerons (1). »

Un seul homme échappait à la sévérité de ses appréciations et encore ne le jugeait-il pas toujours avec indulgence (2) : cet homme était Robespierre. Dans maintes circonstances, il avait été le confident du tribun et son amour-propre en tirait vanité. Plusieurs semaines durant, on eût pu voir Souberbielle entrer tous les matins chez l'Incorruptible, y rester une bonne heure et en sortir dans le plus grand mystère. Ce ne fut que longtemps après, que le secret de ces

1. G. Moreau-Chaslon, *L'Entrée de Danton aux enfers*, p. 30.

2. Se trouvant un jour avec Trousseau qui lui demandait ce qu'il pensait de Robespierre, Souberbielle lui répondit par cette phrase typique : « Hélas ! Robespierre lui-même n'était qu'un *molasse.* » (Moreau-Chaslon, *loc. cit.* p. 29, note.)

visites fut révélé. Le député à la Convention était atteint d'un ulcère variqueux à l'une des jambes. Or, comme M. de Robespierre était très soigneux de sa personne, toujours rasé de frais, toujours bien poudré, portant culotte courte et frac à boutons barbeau, il n'eût voulu, pour rien au monde, qu'on pût soupçonner son infirmité. Aussi son médecin était-il tenu à prendre d'infinies précautions pour que rien ne transpirât au dehors.

Le matin même du 9 thermidor, Robespierre, que son ulcère ne cessait de préoccuper, envoya chercher Souberbielle, qui le pansa dans une des pièces retirées de l'Hôtel de Ville (1), quelques heures à peine avant le fameux coup de pistolet. Entre ces deux hommes fut échangé ce dialogue :

— Tu ne pourras pas guérir la plaie qu'ils me feront, dit Robespierre d'un air sombre.

— Cuirasse-toi, lui dit Souberbielle.

— Ce n'est pas là qu'ils me frapperont.

Montrant sa poitrine : « C'est là, c'est là, » reprit Robespierre, et, passant le tranchant de sa main sur son cou. « Ils me couperont la tête, te dis-je ! » et il prit le bras de Souberbielle, qu'il secouait avec une sorte de frénésie nerveuse.

« Il était effrayant à voir ! » ajoutait Souberbielle, qui en frémissait encore en le racontant vingt ans plus tard (2).

Quelle part de vérité y a-t-il dans tous ces racontars d'un vieillard alors octogénaire, dont il était presque impossible de fixer l'attention, et qui déroulait ses

1. *Union médicale*, 1873, t. I, p. 374.
2. V. *Union médicale*, 1850, p. 161.

souvenirs avec une complaisance qui permettait d'en suspecter la sincérité? Ce qu'il y a de sûr, c'est que Souberbielle avait joué un rôle actif dans le drame révolutionnaire et que, s'il ne nous apparaît dans la plupart des événements que comme un comparse, il fut, dans une circonstance au moins, l'un des acteurs principaux.

Quand fut décidé le procès de Marie-Antoinette, Souberbielle, que son passé de républicanisme ardent recommandait à l'attention de Robespierre et de ses acolytes, fut appelé à juger l'infortunée reine de France. Il avait d'abord songé à se faire récuser comme juré, sous le prétexte qu'il avait donné ses soins à l'accusée.

Le président lui dit alors : « Si quelqu'un avait à te récuser, ce serait l'accusation, car tu as donné des soins à l'accusée et tu aurais pu être touché par la grandeur de l'infortune (1). » Nous ne savons jusqu'à quel point le fait est vrai ; mais, un jour, le terrible chirurgien aurait fait preuve de sentiments d'humaine compassion (2); lors d'une visite à la Conciergerie, il avait été tellement frappé de l'humidité du cachot où était enfermée la prisonnière, qu'il avait gratté du doigt la boue, couverte de moisissure, qui

1. Imbert de Saint-Amand, *La dernière année de Marie-Antoinette*, p. 267.

2. Il passait cependant, dans un certain monde, pour être très humain, plein d'obligeance pour les malheureux qui se confiaient à lui. Nous ignorons à quelle époque le comte de Ségur composa à la louange du « bon docteur » ce joli quatrain :

> Faire le bien est votre unique affaire ;
> Sur les gens de ce siècle en tout vous l'emportez
> Tandis qu'entre eux, ils se jettent la pierre,
> Vous, docteur, vous la leur ôtez.

tapissait et infectait la cellule et qu'il l'avait montrée aux membres de la Convention, afin de les apitoyer sur le sort de la malheureuse veuve Capet (1). Il n'en porte pas moins la responsabilité de la condamnation de Marie-Antoinette qui, comme on le sait, fut envoyée à l'échafaud à l'unanimité des voix. Est-ce à dire qu'il ait prononcé le mot odieux que lui prête l'abbé Soulavie, dans des *Mémoires* d'ailleurs fort sujets à caution ? Rien ne nous autorise à le penser. On connaît la réponse de la reine à Hébert qui venait de porter contre elle la plus infâme des accusations : « J'en appelle à toutes les mères ! — Bah ! une mère comme toi ! », aurait murmuré Souberbielle, au dire de Soulavie. Mais quel fonds peut-on faire sur un propos raconté par un homme, rénégat de la Révolution, dont les écrits, plus passionnés que véridiques, ont été si souvent l'objet des plus vives controverses ?

Quoi qu'il en soit, Louis XVIII garda rancune au juge de Marie-Antoinette d'avoir figuré au procès. A la Restauration, Souberbielle occupait le poste de chirurgien en chef de la gendarmerie parisienne. Tous les officiers de la garnison de Paris avaient été invités à se rendre aux Tuileries, afin de présenter leurs hommages à la famille royale. La duchesse d'Angoulême avait tenu à ce que l'huissier annonçât à voix haute le nom de chaque officier qu'il introduisait. Souberbielle ne voulut pas comprendre que c'est parfois faire preuve de tact que de se laisser oublier ; il se rendit au palais. Quand la fille de Marie-Antoinette entendit prononcer le nom du juge de sa mère,

1. *Gazette médicale de Paris*, 1850, p. 757.

elle s'évanouit. Souberbielle fut victime du scandale qu'il avait si imprudemment provoqué : on supprima sa place et il fut mis d'office à la retraite.

Selon l'expression d'un de nos plus étincelants causeurs (1), Souberbielle réunit en lui deux personnalités également intéressantes pour l'histoire : « L'homme politique, mêlé aux plus graves événements de la fin du dernier siècle ; et le médecin, le lithotomiste célèbre, heureux, dont la main habile a conservé l'existence à tant de souffrants ».

L'homme politique vous est maintenant connu, le praticien mérite, à plus d'un titre, d'être tiré de l'oubli.

Souberbielle avait été reçu maître en chirurgie en 1792. La même année, il était, grâce à de solides protections, nommé chirurgien-major de la 35ᵉ division de gendarmerie nationale, puis chirurgien-major de l'armée révolutionnaire.

Pendant la Terreur, il remplit les fonctions d'officier de santé du tribunal révolutionnaire et des prisons. Quelques mois plus tard, il était désigné pour diriger, en qualité d'officier de santé en chef, le service médical de l'École de Mars.

Cette école, d'où sont nées plus tard l'École militaire, l'École normale et l'École polytechnique, était établie au camp des Sablons. Elle se composait de trois à quatre mille jeunes gens, choisis dans tous les départements parmi les sujets les plus intelligents et

---

1. Le Dʳ Amédée Latour, qui, pendant plus de trente ans, a prodigué tous les trésors de son charmant esprit dans des *Causeries médicales*, dont la plupart sont de vrais chefs-d'œuvre, malheureusement trop ignorés.

les mieux constitués, trop jeunes encore pour prendre du service dans l'armée (1).

L'hôpital de cette école était établi sous des tentes au bois de Boulogne. Souberbielle avait pour aides : Gavart, un des meilleurs élèves de Desault ; Lallement, mort professeur à la Faculté de Paris ; le Dr Fouquier, devenu médecin du roi, etc.

Un changement brusque de vie et de climat, une mauvaise nourriture et, jointes à cela, les fatigues continuelles pendant les chaleurs de l'été, ne tardèrent pas à provoquer dans le camp une épidémie de dysenterie. Les articles parus dans le *Moniteur* achevèrent de jeter l'alarme dans Paris. Il y était dit « qu'il y avait déjà deux cents élèves de morts au camp des Sablons et qu'on les avait enterrés, la nuit, dans le bois de Boulogne, pour cacher leur mort à leurs parents. » Un démenti formel de Souberbielle et de ses

---

1. L'École de Mars était établie au camp des Sablons, situé entre Paris et Neuilly. Une partie du bois de Boulogne et de la porte Maillot était comprise dans l'enceinte du camp.

Les élèves de l'école étaient des jeunes gens d'élite, de seize à dix-sept ans au plus, appelés de tous les points de la France pour être exercés aux manœuvres de l'infanterie, de la cavalerie et de l'artillerie.

Paris devait fournir pour sa part quatre-vingts élèves et le contingent de chaque district était rigoureusement fixé à six.

Six livres de paille étaient allouées pour le coucher de chaque homme ; le sable de la plaine tenait lieu de bois de lit.

Le régime alimentaire se composait de pain de munition noir, grossier, malsain ; de lard salé, provenant d'un convoi de vivres enlevé aux Prussiens, et, dans les grands jours, de veau ou de bœuf. Pour toute boisson, les élèves n'avaient droit qu'à de l'eau acidulée de vinaigre ou à de la tisane de réglisse.

(Si l'on désire avoir des renseignements plus précis sur l'École de Mars, on n'aura qu'à consulter le compte rendu des séances de la Société libre d'émulation de Rouen, 1836, p. 60 et suivantes.)

collègues dissipa le mauvais effet produit par cette publication.

Le traitement employé fut, à peu de chose près, celui de toutes les entérites : des préparations opiacées, des frictions à l'huile camphrée, « des cataplasmes de mie de pain et de farine de graine de lin par-dessus », de l'eau de veau, dans laquelle on jetait « de la laitue, de la poirée, de l'oseille et du cerfeuil », et, quand ces moyens ne suffisaient pas, on avait recours au laudanum de l'abbé Rousseau, selon la préparation du frère Côme.

Ce qui parut agir le mieux sur la maladie, c'est que les malades étaient traités sous la tente et, par conséquent, au grand air. Les tentes étaient confectionnées sur 45 pieds de longueur et 24 pieds de largeur ; elles contenaient trente lits en trois rangs de dix chaque, à un malade par lit ; « les intervalles des lits étaient sablés et l'herbe poussait à un pied de hauteur sous les lits. » Le reste du traitement avait au moins le mérite de l'originalité. Nous ne saurions mieux faire que de laisser la parole à Souberbielle lui-même : « Je ne dois pas non plus oublier, dit-il, une autre chose qui nous a servi beaucoup : c'est la musique, en portant de la distraction dans l'esprit de nos malades. Nous avions près de l'École de Mars une musique militaire, composée de plus de trente musiciens : m'étant aperçu que le matin, lorsqu'elle se faisait entendre, les malades démontraient beaucoup de contentement, cela me donna l'idée de demander au chef de vouloir bien, en revenant, sur les 9 heures, de leurs études, passer par le quartier de santé (c'est ainsi que nous désignions l'hôpital), pour égayer nos malades ; ce qu'il fit avec beaucoup

de bonne grâce ; aussi je prescrivis qu'il serait délivré, tous les matins, un verre de vin à chaque musi-
cien, en venant faire leurs promenades musicales
dont tout le monde était très satisfait. »

Souberbielle est tellement enchanté de la médication,
qu'il n'hésite pas à la recommander aux pouvoirs
publics en 1832. « Je crois, dit-il, que si l'on faisait
de même, aujourd'hui, entendre de la musique dans
les cours des hôpitaux et sur les ponts de l'Hôtel-
Dieu, une ou deux fois par jour, rien au monde ne
serait plus capable de distraire les malades de leurs
maux, surtout dans cette circonstance où le moral
joue un si grand rôle. Je me rappelle qu'un élève que
je soignais pour une affection cérébrale, en entendant
la musique, sortit de son lit et de la tente, et se mit à
danser au milieu d'une pluie battante. Il alla de mieux
en mieux et, quatre jours après, il rentra dans le
camp. »

On ne saurait nier, après ce récit, les avantages
de la musicothérapie !

Ce ne fut qu'en 1813 que Souberbielle se fit recevoir docteur en chirurgie. Peu après il parvenait à
se faire nommer chirurgien-major de la gendarmerie
impériale à Paris, de la garde nationale et de nombreuses associations charitables. Souberbielle jouit
pendant longtemps d'une célébrité presque euro-
péenne : il n'avait pas son pareil pour tailler les cal-
culeux par la méthode dite *du haut appareil*. Nous
ne nous expliquons guère aujourd'hui l'engouement qui se manifesta pour cette méthode sur-
année, autrement que par la virtuosité dont le chirurgien faisait preuve dans cette délicate opération.

Entre ses mains, la lithotomie donnait des résultats merveilleux. Aussi avait-il coutume de dire, en parlant du traitement de la pierre, tel qu'il était déjà pratiqué de son temps : « La lithotritie ! s'écriait-il, une malédiction de la chirurgie ! » Il avait une telle foi dans l'excellence de son procédé qu'il admettait un public nombreux à assister à ses opérations. Des médecins et des chirurgiens de tous pays se pressaient à ses leçons. Il ne craignait pas d'aller opérer même à l'étranger et de soumettre ainsi sa méthode à la critique de ses confrères. En 1823, il avait visité l'Angleterre et appliqué à l'hôpital de Westminster le *haut appareil*, à la place même où, cent ans auparavant, Douglas l'avait pratiqué et, fait à signaler, pendant ce long espace de temps, la méthode avait été complètement abandonnée en Angleterre (1). Il était aussi goûté chez nos voisins d'outre-Manche que dans son propre pays, ainsi qu'en témoignent l'ouvrage du Dr Carpue (de Londres) (2), et le *Traité de la cysto-tomie sus-pubienne* (3), paru à Paris en 1827. Entre temps, il faisait maintes communications à l'Académie de Médecine et à l'Institut. Ce corps savant lui décerna, en 1834, le prix Montyon, comme un hommage rendu « au zèle et à la persévérance » qu'il avait déployés pour « la conservation d'une précieuse méthode de tailler », et aussi « pour les perfectionnements » qu'il y avait apportés. Quand la lithotritie prit définitivement rang dans la science, grâce surtout aux efforts de Civiale, Souberbielle lutta avec énergie contre l'engouement général. Il ne condamnait pas

1. Payen, *loc. cit.*, p. 7.
2. *On the high operation*, in-8°, London, 1819.
3. De Dr Belmas.

systématiquement la nouvelle opération, comme certains auteurs l'ont laissé entendre, mais il faisait preuve tout au moins de clairvoyance, en ne dissimulant pas qu'elle présentait parfois de sérieux dangers. Dans une mémorable discussion qui eut lieu à l'Académie royale de médecine, en 1835, au sujet de la taille et de la lithotritie, Souberbielle se constitua le champion des vieilles doctrines et montra, dans cette occasion, toutes les brillantes qualités du polémiste, jamais à court d'arguments.

A quatre-vingt-deux ans (1), il pratiquait encore l'opération de la pierre comme s'il avait été dans toute la force de l'âge. Il avait conservé une verdeur que lui auraient enviée bien des jeunes gens.

A l'en croire, il portait lui-même ses malades d'un lit à un autre, après les avoir « taillés supérieurement ». Il faisait à qui voulait l'entendre le récit de ses exploits amoureux, dont il était presque aussi fier que de ses travaux scientifiques. Il était arrivé jusqu'à quatre-vingt-dix ans sans la moindre infirmité. Un jour, dans une séance de l'Académie de Médecine, il s'interrompit dans la lecture d'un mémoire, pour

1. M. le Dr Berchon (de Bordeaux) a eu la gracieuseté de nous communiquer la lettre suivante, à lui adressée par M. le Dr Garat, qui avait connu Souberbielle sur la fin de sa vie. Cette lettre contient de précieux renseignements sur le bizarre personnage que nous avons tenté de biographier.

« J'avais vingt et un ans, j'arrivais de Bordeaux, où j'avais été, bien jeune, interne de l'hôpital Saint-André, lorsque je me rendis à Paris pour compléter mon instruction médicale et subir mes examens de doctorat.

Mon oncle, neveu de Garat, ministre sous la Convention, frère de Garat, le célèbre chanteur, et bon chanteur lui-même, mais devenu, sur le tard, précepteur à Vaugirard, me recevait à dîner tous les mercredis.

La première fois que je m'y rendis, frais émoulu de ma province, Bordeaux l'était alors, je me trouvai à table avec un vieillard plus que septuagénaire, petit, vif, alerte, vigoureux encore, et qui me traita de

remplir le verre qui était à côté de lui : « Voyez, dit-il, en le tenant à bras tendu, si ma main tremble ! » Et, de fait, quoique le verre fût rempli jusqu'au bord, pas une goutte de liquide ne fut répandue.

Bien qu'il fît souvent des lectures à l'Académie, il ne faisait pas partie de la docte assemblée. Il avait eu pourtant la velléité de s'y présenter et avait fait, dans ce but, les visites d'usage au rapporteur de la Commission. Réveillé-Parise, dont les opinions politiques contrastaient du tout au tout avec celles de Souberbielle, lui réserva un accueil plus que froid. Comme il objectait au visiteur son âge avancé, celui-ci était alors plus qu'octogénaire, voilà Souberbielle qui se met à trépigner, à tressauter, à danser un cancan échevelé. Le spectacle de ce vieillard au crâne chauve, le visage sillonné de rides, le corps voûté et amaigri, était plus pénible que répugnant. Voir cet homme, qui avait prononcé la sentence de mort contre une reine

suite comme un Garat, avec la plus parfaite cordialité : « Vous êtes un futur confrère, dit-il, moi, je suis le neveu du frère Côme. » La conversation s'engagea, malgré ma timidité relative, et je fus étonnamment surpris du prodigieux accent de Souberbielle. Il habitait Paris depuis soixante ans et gasconnait comme on ne le faisait plus depuis longtemps dans le Gers. J'étais tout yeux et tout oreilles, mais oreilles choquées, malgré ma récente arrivée du Midi.

— Oui, june hôme, disait-il, Roubespierre a été moun ami et je m'en fais gloire et honneur, je l'ai dit à Mousieu de Lamartine qui l'a mis dans son histoire des Girondins.

— Mais Robespierre, hasardai-je avec hésitation, s'est conduit en scélérat, s'est noyé dans le sang.

— Ah ! june hôme ! (toujours avec le même accent et la même chaleur) un homme de sang, lui, le plus probe des citoyens, un brave homme; un homme de sang, jamais. Écoutez ceci : Henriot, son ami, bon citoyen, courageux et convaincu, vint trouver Roubespierre et lui dit : « Pour en finir d'un seul coup, il faut faire tomber cent mille têtes. » Que fit Roubespierre ? Il fit guillotiner son ami Henriot. Et vous me direz après ça que c'était un homme de sang !... »

Est-ce assez nature !

de France, sauter, pirouetter, tenant dans ses mains
des instruments pour l'opération de la taille et dans
ses poches d'énormes boîtes remplies de calculs!..
« Mon étonnement, dit Réveillé-Parise, tenait de la
stupéfaction ! »

Il va sans dire que Souberbielle en fut pour ses
frais de gymnastique et que l'Académie le consigna
à sa porte. Mais aussi quel singulier candidat !...

QUELLE ÉTAIT LA MALADIE
DE MARAT

QUELLE ÉTAIT LA MALADIE DE MARAT?

Il peut sembler téméraire, à un siècle de distance
et sans avoir le *document* sous les yeux, c'est-à-dire le
sujet lui-même, de discuter la nature de son mal,
surtout quand il s'agit d'un homme qui, comme Marat,
par une coquetterie calculée, en dissimulait avec soin
les moindres traces. Au reste, sur quelles indications
baser un diagnostic? En ce temps, qui nous apparaît
si lointain, les observations médicales sont dépourvues
de rigueur, à peine en prend-on souci. Et puis, le
farouche publiciste se fût-il aisément plié, lui, un
ancien médecin, à un examen dont s'accommodait si
mal sa nature intraitable? Nous voilà donc réduit à
équivoquer sur des conjectures, sur la tradition orale,
sur les relations des contemporains, toutes choses
qui, réunies en faisceau, donneront peut-être quelque
poids à une opinion dont on n'aura pas, croyons-nous,
à incriminer l'invraisemblance.

Quelques-uns ont crié au paradoxe quand, sans
aucune passion politique, mû par le seul désir
d'éclairer d'un rayon de vérité une physionomie, à
dessein mutilée, nous avons tenté d'établir un lien
entre l'état pathologique et le caractère, tour à tour

pitoyable et féroce, de celui qui aimait à se dire l'*Ami du peuple*. Qui ne sait aujourd'hui quelle influence certaines affections inflammatoires, et, entre toutes, les dermatoses, exercent sur l'être moral et ses déterminations? Qu'on ne voie pas là un désir de réhabilitation; tout au plus en pourrait-on induire une atténuation de responsabilité. On restait déconcerté par ce mélange de cruauté froide et de sensibilité exaltée. On se pénètre d'indulgence quand on a disséqué l'être physiologique. Encore une fois, nous ne justifions pas, nous constatons. Et la constatation, hors de toute discussion, que nous faisons, c'est que Marat était réellement un malade. Que nous importe, au surplus, que sa fureur sanguinaire ou sa rage de délation s'exercent au moment des accès? Qu'importe que l'individu cérébral ait été l'esclave docile de l'individu physique? Pourquoi s'aventurer plus avant dans le domaine si complexe de la psychologie, alors que nous avons déjà tant de peine à débrouiller le chaos des diverses manifestations morbides?

Elles sont, en effet, si multiples, les affections qui provoquent ces incessantes démangeaisons dont était tourmenté Marat, ce prurigo qui nécessitait une immersion plus ou moins prolongée dans la baignoire, autour de laquelle le couteau de l'assassin a créé une légende. Pourquoi le malade reste-t-il ainsi plongé dans l'eau des journées entières, sans parvenir à refroidir le feu dont il est incendié? Est-ce, comme l'ont insinué avec plus de perfidie que de justice, les ennemis du démagogue, une maladie de jeunesse vicieuse qui aurait amené à sa suite de tels désordres? C'est une hypothèse qui ne saurait arrêter un médecin tant soit peu doué de quelque esprit d'observation, ces sortes d'affections se singularisant surtout par leur indolence, indolence qui, si souvent, nous illusionne sur leur gravité.

Le *scabies*, la *gale*, puisqu'il faut l'appeler par son nom, épargne toujours la face, même quand elle est invétérée, quand elle dure pendant des années.

La *phtiriase*, la *maladie de Scylla*, ne sauraient être mises en question : elles commencent par le dos et le cou, et non par le scrotum et le périnée; car nous avons cet aveu d'un contemporain de Marat, dont il était l'ami et quelque peu le médecin, du lithotomiste Souberbielle, qui affirme que l'*Ami du peuple* était dévoré d'une horrible dartre de la région périnéo-scrotale. Cette localisation a-t-elle une signification que nous puissions interpréter? Sans aucun doute. Le *prurigo scroti*, les diverses variétés de *lichen*, l'*eczéma lichénoïde*, s'observent dans ces régions.

Le groupe des lichens est si touffu, il confine à tant d'espèces voisines, qu'il est presque impossible d'en distraire une variété pour la catégoriser. Tout ce qu'on en sait, c'est que, sauf dans des cas exceptionnels, les démangeaisons sont généralement modérées; ce n'était pas le cas chez notre malade.

Le *prurigo de Hébra* se caractérise bien par des poussées éruptives, accompagnées de démangeaisons contre lesquelles tout traitement est impuissant. La scrofule ou l'arthritisme en sont, d'après Besnier, les deux grandes sources héréditaires et constitutionnelles; et l'on a tout lieu de penser que Marat était de nature arthritique. Nous avons, en effet, ailleurs établi (1) qu'il avait offert des symptômes indéniables

1. *Marat inconnu*, par le Dr A. Cabanès, Paris, Genonceaux, 1891.

d'épuisement nerveux, de ce qu'on décrit aujourd'hui sous le titre générique de *neurasthénie*, (il était épuisé par les veilles, un excès de travail, l'usage immodéré des infusions de café.) Or, la neurasthénie et l'arthritisme sont reliés entre eux par une parenté étroite. Il y aurait donc apparence que Marat était atteint du *prurigo de Hébra*, si cette affection n'était pas relativement peu fréquente. Ce qui s'observe plus communément, c'est l'*eczéma*, qu'il soit ou non lichénoïde, et, pour notre part, nous inclinerions plutôt vers cette conjecture.

C'est, du reste, également l'avis de notre distingué confrère le Dr Barthélemy, qui a bien voulu nous communiquer ses impressions à ce sujet.

Avec toute la rigueur scientifique qu'on était en droit d'attendre d'un ancien chef de clinique de l'hôpital Saint-Louis et de l'un des élèves préférés du professeur Fournier, M. Barthélemy a discuté sous toutes ses faces le problème qui nous inquiète. « Qu'il s'agisse, dit-il, de lichen ou d'eczéma, ces deux affections sont la résultante de l'altération de la crase sanguine par les produits de fermentation élaborés dans l'organisme, par la production exagérée des matières extractives, par le défaut d'élimination et d'épuration, par l'accumulation des acides urique, butyrique, etc... Bref, ce sont des conséquences des auto-intoxications. Ce sont des *toxidermies*. » Comment se produisent ces toxidermies? « Il y faut, poursuit-il, des écarts habituels de régime, une désobéissance prolongée aux lois de l'hygiène générale, de l'hygiène alimentaire, de l'hygiène cutanée. »

Pour qui a étudié avec soin le personnage, il est clair que Marat vivait dans des conditions déplorables d'hygiène. Travaillant sans relâche, prenant ses repas à intervalles irréguliers, à peine consacrait-il quelques rares instants aux soins de sa toilette. Tous les historiens ne sont-ils pas d'accord pour s'étendre avec complaisance sur les négligences voulues de son accoutrement extérieur? « Marat était, disent-ils, d'une saleté répugnante dans ses habits et dans sa personne »

En plus de cela, vivant dans un état de fièvre perpétuelle, il ne s'interrompt d'écrire que pour absorber à la hâte des aliments insuffisamment mastiqués et, par suite, insuffisamment digérés. D'où « l'insomnie, le teint plombé », les inquiétudes, l'agitation fébrile, les troubles gastriques et leurs conséquences Qu'il soit venu, à la suite, de l'eczéma, accompagné ou non de lichen, il n'y a pas trop lieu de s'en étonner.

« L'estomac ne supportait plus les liquides » dit un de ses biographes. « N'est-ce pas, ajoute logiquement M. Barthélemy, la *dyspepsie des liquides* de Chomel, la *dilatation d'estomac* de Bouchard? Traduisez encore une fois : *arthritisme* ou mieux *eczéma* chez un arthritique ou un herpétique. »

Un symptôme qui mérite, selon nous, un sérieux examen, c'est la soif, cette soif ardente que le malade ne réussit qu'à grand peine à apaiser par des boissons émollientes, adoucissantes, telles que l'eau « mélangée de pâtes d'amandes et de terre glaise », dont il absorbe plusieurs tasses dans la journée. Cette soif continuelle doit-elle être rapportée à un vice de nutrition ou ne serait-elle pas plutôt un signe de *diabète* ? En faveur de cette dernière hypothèse, nous pouvons invoquer un souvenir : notre savant collègue et ami M. le Dr Robinet, nous a affirmé tenir de l'un des descendants de Harmand (de la Meuse), ou de tout autre député qui siégeait à la Convention derrière Marat, que celui-ci grignotait presque constamment, pendant les séances, des gâteaux et autres sucreries ; or les diabétiques sont, nul ne l'ignore, très friands de ce qui est, pour eux, le fruit défendu.

Autre détail dont l'importance doit être mise en relief : Marat sautait en marchant, selon Fabre d'Églantine. Serait-ce que le frottement des bourses lui causait une telle démangeaison, qu'il fût obligé d'écarter les jambes en se dandinant ; ou, plus simplement, qu'il était atteint de *psoriasis plantaire*, affection qui aurait pu l'empêcher de poser l'un de ses pieds à terre ?

Il est vrai que le psoriasis plantaire est rare ; il est vrai qu'il coïncide exceptionnellement avec l'eczéma, mais il accompagne souvent le diabète et, le plus fréquemment, il est le lot des arthritiques.

En résumé, la « lèpre hideuse », que le peintre David rapportait avoir vu sur le corps de Marat, l'avant-veille même de sa mort, l'affection squameuse et vésicante qui obligeait le malheureux à avoir recours aux manœuvres hydrothérapiques que l'on sait, était, selon toutes probabilités, un eczéma généralisé. S'il ne nous est pas permis d'être plus affirmatif dans un diagnostic rétrospectif, la faute en est surtout à l'insuffisance des documents qui nous auraient permis de l'établir avec plus de certitude.

TALLEYRAND ET SES MÉDECINS

TALLEYRAND ET SES MÉDECINS

L'homme qui, depuis soixante ans, « jouait les peuples et les couronnes sur l'échiquier de l'univers, » l'incarnation de toutes les apostasies,

> ..... le parjure vivant,
> Talleyrand-Périgord, prince de Bénévent,

avait reçu de Louis XVIII l'ordre formel de se faire oublier. L'incomparable cabotin était à bout de rôle. Il acceptait l'exil, mais se refusait à en savourer l'amertume. Il se résignait à la retraite, mais en s'entourant du luxe et du confortable dont son ambition et ses appétits lui faisaient, depuis longtemps, une nécessité.

Tout comme un souverain déchu, il emmenait sa cour à sa suite : la tourbe des faméliques et des parasites, qui aiguisaient son mépris de l'espèce humaine ; le bouffon spirituel et cynique pour faire grimacer son sourire éteint ; le plus habile cuisinier de l'Europe, Carême en personne, pour stimuler son palais blasé ; la toute gracieuse duchesse de Dino, la plus charmante et la plus séduisante des nièces. Sans compter une meute de piqueurs, une armée de valets, pour lui rappeler sa royale escorte d'autrefois. Chasseur, libertin et gourmand, le lot était respectable : mais le prince aimait plus que la bonne chère et les femmes, il adorait le jeu.

Dans cette somptueuse résidence de Valençay, bizarre construction mauresque égarée dans une forêt de chênes, le soir venu, les lumières éteintes, on distillait l'ennui. Alors commençaient ces interminables parties de whist, entremêlées de causeries où pétillait la verve narquoise de l'amphitryon, autour d'un modeste tapis vert qui aidait à rappeler au diplomate le temps où il jonglait devant un parterre de rois.

Comme bien on pense, le prince tenait le dé de la conversation. Les claqueurs à gages qui composaient l'auditoire n'avaient que le droit au silence.

Un homme avait, seul peut-être, conservé son franc parler. Ce partenaire, qu'il redoutait à la table de jeu, ce personnage, dont il sollicitait et suivait parfois les avis, était son principal médecin, le Dr Bourdois de la Motte. Pour gagner la confiance de cette mobile et capricieuse personnalité, et surtout pour la conserver, il fallait avoir fait ses preuves. Le Dr Bourdois était né la même année que Talleyrand, en 1754, le 14 septembre. Avant de connaître le prince, il avait fait un brillant apprentissage. Par une heureuse faveur du sort, dès le début de sa carrière, il avait été comblé d'honneurs.

En 1788, il avait obtenu la survivance de Malouët, dans la charge de premier médecin de Madame Victoire, tante de Louis XVI. En cette qualité, il logeait au palais du Luxembourg. Monsieur, depuis Louis XVIII, voulant se l'attacher, l'avait nommé intendant de sa bibliothèque, de son cabinet de physique et de sa collection d'histoire naturelle. Il avait alors trente-quatre ans.

En 1791, Monsieur part pour l'émigration. Depuis quelques mois, Mesdames Adélaïde et Victoire, les tantes du roi, l'avaient précédé en suivant une autre route. Malouët les avait accompagnées.

Mesdames, qui avaient pris la route d'Italie, furent bientôt arrêtées par la municipalité d'Arnay-le-Duc et gardées à vue jusqu'à ce que l'Assemblée eût statué sur leur sort.

On n'eut garde d'oublier, en pleine période révolutionnaire, le rôle de dévouement de Bourdois de la Motte dans ces tristes circonstances. Dénoncé, persécuté, Bourdois ne tardait pas à être incarcéré à la Force, comme suspect de royalisme. Il eut l'adresse de se faire réclamer pour un service public et se fit envoyer aux armées.

A la fin de 1793, il était nommé médecin en chef du corps qui opérait sur le Var. Là, il se liait avec un homme qui devait avoir la plus grande influence sur sa destinée : les hasards de la guerre venaient de le rapprocher de Bonaparte, alors simple chef de bataillon d'artillerie.

Les relations du médecin avec le futur empereur furent, tout d'abord, empreintes d'une cordialité affectueuse. La politesse exquise de Bourdois, son langage aussi éloigné de la basse flatterie que d'une franchise brutale, avaient conquis cette nature abrupte, qui déguisait, sous un extérieur dominateur, des trésors de sensibilité. Après une expédition, dont toutes les étapes furent marquées par un triomphe, le brillant général revenait à Paris pour se griser des acclamations populaires, et aussi pour y méditer le coup de force qui devait réaliser le rêve de son ambition.

Bonaparte, qui habitait alors, rue Neuve-des-Capucines, un modeste appartement, convia plusieurs fois à sa table son ancien compagnon d'armes.

Quelque temps plus tard, il le nommait médecin en chef de son armée de l'intérieur.

Un jour que Bourdois déjeunait dans l'intimité d'un repas familial, un courrier vient lui annoncer le départ de Bonaparte pour l'Italie, en même temps qu'il lui apportait sa nomination comme directeur du service de santé de l'armée.

L'invitation ressemblait fort à un ordre; Bourdois eut la maladresse de s'y dérober. Sa jeune femme était, disait-il, de complexion délicate; sa clientèle occupait toute son activité. En réalité, son humeur pacifique et ses goûts casaniers le retenaient seuls à Paris.

Bonaparte, qui ne tolérait point qu'on ne se livrât pas à lui sans réserves, accepta difficilement de telles excuses et fut bien près de ne jamais pardonner à Bourdois.

Il ne fallut rien moins que la finesse diplomatique de Talleyrand qui, dans l'intervalle, avait confié sa santé au Dr Bourdois, pour favoriser un rapprochement.

Dans un de ces élans d'indulgence dont il était peu prodigue, Napoléon consentit à oublier les injures faites à Bonaparte. En 1811, l'empereur nommait Bourdois médecin du roi de Rome.

Le docteur, tout heureux d'être rentré en grâce, se confondait en remerciements :

« Tout est oublié, lui répliqua l'empereur, commencez votre service. Je veux fonder à Meudon un

collège de princes, vous en serez aussi le médecin. »
Et au moment où il se retirait, l'empereur ajoutait en
riant :

« Depuis notre dernière entrevue, me trouvez-vous
grandi ? »

Et comme Bourdois entamait un éloge dithyram-
bique des hauts faits d'armes de l'empereur :

« Non, non, ce n'est pas là ma pensée, c'est de ma
taille réelle qu'il s'agit, j'ai regretté souvent de n'avoir
pas la vôtre. Ah! si en Égypte j'avais eu les avantages physiques de Kléber, c'eût été pour moi d'une
valeur immense. »

Bourdois eut à la Cour une situation considérable.
Outre son traitement annuel de 4.500 francs, sa
voiture sortant des écuries impériales, il fut nommé
conseiller de l'Université, reçut de nombreuses dota-
tions, avec le titre de baron, et fut décoré de tous les
ordres possibles.

Mais il avait à compter avec Corvisart, dont l'autorité s'exerçait sur tout le personnel de santé de
l'empereur et de son entourage, et qui souffrait difficilement la contradiction ; d'autant que les manières
de Bourdois, toujours courtois et affable, contrastaient singulièrement avec la brusquerie et la bruta-
lité, toute de surface, de Corvisart. Ce n'est pas sans
quelque dépit que celui-ci voyait tous les jours diminuer son prestige.

Aussi ne manquait-il pas une occasion d'affirmer
sa suprématie. Un jour, il avait annoncé sa visite
chez le roi de Rome et convoqué son médecin et son
chirurgien, M. Auvity. Il avait ordonné qu'on désha-
billât le jeune prince, avait examiné avec soin tout
son corps et s'était retiré sans mot dire.

Bourdois dut en souffrir dans sa vanité blessée, mais n'en laissa rien paraître.

Il fut suffisamment vengé (1) quand, appelé au lit de mort de Corvisart, il vit l'infortuné grand homme implorer le pardon de sa conduite passée.

Avec cette observation pénétrante qui le distinguait, Corvisart avait deviné la valeur d'un homme qu'il avait toujours tenu en profonde estime, bien que sa nomination eût été signée à son insu.

Du reste, s'il faut en croire un de ses biographes (2), « le Dr Bourdois de la Motte était le type des médecins de Cour, le modèle de l'urbanité, de la politesse exquise, de l'homme bien élevé, possédant au suprême degré la science du salon, celle de bien dire et de dire à propos.

Il ne lui manqua peut-être qu'un peu d'égoïsme, pour être tout à fait un *homme comme il faut*... Sa conversation avait du feu, du sens, de la verve, mais sans épigramme, sans ironie, sans aucune recherche d'esprit; on pouvait la prendre comme une bonne, une fine et délicate causerie que les vieillards aimaient et où les jeunes gens trouvaient toujours à profiter. »

Serons-nous maintenant surpris qu'il ait conquis Talleyrand, ce causeur enjoué, cet aimable impertinent, tout pétri de bonne grâce et de séductions?

Talleyrand, qui se connaissait en hommes, l'avait de suite nommé médecin du ministère des Relations extérieures, importantes fonctions qui mettaient

---

1. En 1839, Bourdois fut chargé de faire le rapport sur la proposition de placer le buste de Corvisart dans la salle des séances de l'Académie de Médecine. Il s'acquitta de sa tâche avec la plus louable impartialité. (Voir *Mém. de l'Acad. roy. de Méd.*, t. IV, p. 53 et suivantes).

2. Réveillé-Parise, *Gaz. méd. de Paris*, 1838.

Bourdois en rapport avec tout nouvel ambassadeur
ou tout chargé d'une mission extraordinaire.

La tâche n'était pas au-dessus de ses forces : il se
montra, en tout point, digne de la confiance que le
prince lui témoignait.

Sa tenue et ses façons avaient séduit tout son entourage. Elles lui gagnèrent aussi les femmes, qu'il eut
l'habileté de toujours mettre dans son jeu, par sa
douceur et sa bienveillante aménité. Mais il reprenait
bien vite sa froideur et sa réserve hautaines, quand il
jugeait que sa dignité courait le risque d'être com-
promise.

En quelque circonstance qu'il se trouvât, cette
dignité ne l'abandonnait jamais. Talleyrand lui-même,
si expert en la matière, était le premier à le reconnaître.

« Il vient chez moi deux hommes, répétait-il souvent, sur lesquels on se trompe toujours : Cobentzel
qu'on prend pour mon médecin et Bourdois pour un
ambassadeur. »

Sa taille élevée, sa figure longue et sévère, ses
traits fortement accusés, son profil de médaille, tout
concourait à faire illusion sur sa qualité.

Et, à ce propos, on parla et on rit longtemps à la
cour de Napoléon Ier d'une aventure, dont le valet de
chambre Constant (1) nous a conservé le piquant récit.

Se sentant malade depuis plusieurs jours, l'ambas-
deur persan, Asker-Kan, envoyé à Paris en mission
par son gouvernement, persuadé que la médecine
française parviendrait plus promptement à le guérir
que les officiers de santé persans, ordonna qu'on fît

____

1. *Mémoires de Constant*, t. IV, p. 56.

venir M. Bourdois, l'un des plus habiles médecins de Paris, dont il connaissait le nom, ayant toujours soin de s'informer de toutes nos célébrités dans tous les genres.

On s'empressa d'exécuter les ordres de l'ambassadeur ; mais, par une singulière méprise, ce ne fut pas le Dr Bourdois qu'on pria de se rendre auprès d'Asker-Kan, mais le Président de la Cour des Comptes, M. Marbois, qui s'étonna beaucoup de l'honneur que lui faisait l'ambassadeur persan, ne voyant pas d'abord quel rapport il pouvait y avoir entre eux.

Cependant, il se rendit avec empressement auprès d'Asker-Kan, qui put, sans peine, prendre le costume sévère de M. le Président de la Cour des Comptes pour un costume de médecin.

A peine M. Marbois est-il entré que l'ambassadeur lui présente la main, lui tire la langue en le regardant ; M. Marbois est un peu surpris de cet accueil, mais pensant que c'était sans doute la manière orientale de saluer les magistrats, il s'incline profondément, serrant humblement la main qu'on lui présentait. Il était dans cette position respectueuse, lorsque quatre serviteurs de l'ambassadeur lui apportent et lui mettent sous le nez, à titre de renseignements, un vase d'or à signes non équivoques. M. Marbois en reconnut l'usage avec une surprise et une indignation inexprimables. Il recule avec colère, demande vivement ce que signifie tout cela, et, s'entendant appeler M. le docteur : « Comment ! s'écria-t-il, M. le docteur ? — Mais oui, M. le Dr Bourdois. » M. Marbois était confondu. La parité des désinences de son nom et de celui du docteur avait provoqué cette désagréable mésaventure.

Le Dr Bourdois était pourtant très connu de tout le corps diplomatique. Dans le temps où les principicules d'Allemagne étaient accourus à Paris pour y défendre leurs intérêts menacés, il n'en était pas un qui ne simulât une maladie pour gagner à sa cause le médecin intime de Talleyrand. Sous feinte de consultation, ils cherchaient tous à capter la confiance du bon docteur qui devenait ainsi leur tuteur auprès de son illustre maître.

De là, cette pluie de tabatières en or, dont il fit fondre pour près de 50.000 francs au moment de l'acquisition de sa maison de campagne,'et dont il réserva les plus belles pour son inestimable collection d'objets d'art.

Le Dr Bourdois était, en effet, un fin connaisseur et un amateur de goût. Avec les traditions de l'ancienne Faculté, il avait conservé celles de l'ancienne Cour. Ses occupations professionnelles ne lui firent jamais oublier ses devoirs mondains. Habillé vers 9 heures, après avoir pris son chocolat ou son café, il partait dans sa voiture et ne rentrait plus que dans la soirée. Les visites aux malades alternaient avec les visites de politesse ou d'amitié.

S'il fréquentait des personnages de distinction, il aimait aussi à recevoir tout ce que Paris comptait de gens de lettres (1) ou d'artistes, qui se rencontraient chez lui avec les plus grands noms de l'armée, de la magistrature et des finances.

Les maréchaux Macdonald et Sébastiani, le banquier Laffitte et Chauveau-Lagarde, y coudoyaient les

1. V. les couplets de Désaugiers sur l'Anniversaire de la naissance du Dr Bourdois. (*Drôleries médicales* de Witkowski, p. 52.)

peintres Gérard et Isabey et l'héroïque Regnault de Saint-Jean d Angély.

La demeure du Dr Bourdois était une des plus somptueuses de la capitale. Chacun de ses obligés avait à cœur de lui laisser une marque de sa gratitude. Isabey et Ciréri avaient tenu à décorer eux-mêmes son salon et avaient peint sur deux superbes panneaux deux scènes relatives à l'art de guérir. Le *Temple d'Esculape* et les *Jardins d'Épidaure* étaient les toiles que Bourdois montrait avec le plus d'orgueil à ses visiteurs.

Le dimanche, le docteur recevait plus volontiers à la campagne. Il habitait, près de Ville-d'Avray, un vaste corps de logis qui avait appartenu à Linguet; c'est de là que le célèbre pamphlétaire avait été arraché pour gravir les degrés de l'échafaud.

Le Dr Bourdois s'y livrait au jardinage et naturellement sacrifiait à cette passion, venue sur le tard, des sommes considérables. En serviteur respectueux et soumis, il se rendait à Valençay quand Talleyrand l'y appelait, mais c'était plutôt pour être son partenaire au whist que pour lui donner ses soins.

Talleyrand suivait une hygiène trop rigoureuse pour être souvent malade. Il mangeait peu, surtout le soir, se contentant le plus souvent de l'unique repas de midi (1). Mais il avait une table assez abondamment servie pour pouvoir à loisir goûter au plat de son choix. Sa cuisine était soignée, sa cave renfermait les meilleurs crus.

1. M. de Talleyrand ne faisait qu'un repas à heure fixe, seulement il prenait parfois un verre d'excellent madère dans lequel il trempait un biscuit. (*Mémoire sur M. de Talleyrand, sa vie politique et sa vie intime, suivi de la relation authentique de ses derniers moments,* etc., p. 96, bureaux de la *Gazette des Familles.*)

Comme Napoléon et Voltaire, il aimait beaucoup le café, dégustant, en gourmet, la liqueur si joliment dénigrée par Mme de Sévigné. Il s'était toujours interdit l'alcool et les liqueurs.

On sait que, pour sa toilette, il avait des soins tout particuliers. Il y consacrait de longues heures, déployant dans cet art suprême de la coquetterie toutes les ressources de son esprit ingénieux.

Il trouvait encore le temps de travailler plusieurs heures par jour, de parcourir ses propriétés en voiture, son infirmité de naissance (il était pied-bot) lui interdisant les trop longues courses.

Il dormait très peu, passant la nuit au jeu, qu'il n'interrompait que pour causer; se couchant le plus souvent à 4 heures du matin pour se réveiller au petit jour.

« Son pouls avait cette singularité d'être fort plein et d'avoir une intermittence à chaque dixième pulsation. Il avait même là-dessus une théorie : il considérait ce manque de la dixième pulsation comme un temps d'arrêt, comme un repos de nature, et il paraissait croire que ces pulsations en moins, et qui lui étaient dues, devaient se retrouver en fin de compte et s'ajouter à la somme totale de celles de toute sa vie, ce qui lui promettait de la longévité. Il expliquait aussi par là son peu de besoin de sommeil, comme si la nature avait pris le sommeil en détail et par avance à petites doses (1). »

On pourrait presque dire que sa mort fut le terme de sa première maladie.

Pendant longtemps, il prit les eaux à Bourbon-

1. Pichot, *Souvenirs intimes sur M. de Talleyrand*, d'après Florent et Place.

l'Archambault, au moins de deux années l'une, plutôt pour s'y distraire que pour s'y soigner.

Il y était traité par un médecin des eaux, un personnage fort pédant, le Dr Faye, qui servit souvent de cible à ses railleries.

Le docteur avait l'insupportable manie d'agrémenter ses conversations de nombreuses citations latines. Un jour, pendant le souper, il prononça avec cette solennité grotesque dont il ne se départait jamais, cette sentence : « *Plus aere vivimus quam cibo* », ce qui, paraît-il, fit rougir toutes ces dames qui n'y comprenaient rien.

Talleyrand augmenta bien davantage leur confusion, en paraphrasant à sa manière une pensée qui, sans les commentaires plus que légers·dont il l'accompagna, aurait passé pour bien innocente.

Sauf à l'égard du Dr Bourdois, pour qui il professait une admiration mêlée d'estime, Talleyrand se faisait un jeu de rééditer les épigrammes de Molière.

Un disciple d'Esculape, frère de l'un des plus honorables représentants de la France, joignait au culte d'Hippocrate, un culte au moins aussi prononcé pour Comus : en un mot, il passait pour être très gourmand. Le docteur avait présenté à Talleyrand, qui l'admettait dans son intimité, un personnage dont les prodigalités faisaient grand bruit, le riche M. Séguin.

M. Séguin, tout fier de cette recrue, se proposa de traiter magnifiquement son nouvel hôte et pria le diplomate de désigner lui-même les convives. Le repas devait comprendre douze personnes, en comptant M. Séguin. M. de Talleyrand remplit sa mission en conscience, mais en négligeant d'inviter celui-là même qui l'avait présenté à son amphitryon. Il avait simplement voulu faire manquer un bon dîner à un médecin gourmand.

Il devait expier bien chèrement ses sarcasmes et ses malices à l'adresse de la profession! Lui, qui n'avait jamais connu que des indispositions passagères, fut atteint, à son tour, du mal qui ne pardonne pas.

Depuis son retour d'Angleterre, il avait une de ces infirmités qui entretiennent la santé : une affection aux jambes qui constituait, pour lui, un dérivatif naturel (1).

Du jour où la nature supprima cet exutoire, le malade était condamné.

Pris d'un frisson subit et de vomissements, il ressentit une violente douleur au bas des reins, du côté gauche, et, sur les instances de son entourage, il consentit à faire appeler un prince de la science à son chevet. Cruveilhier, avec la rapidité de coup d'œil du clinicien, eut vite fait de diagnostiquer un anthrax lombaire. Il demanda à s'adjoindre Marjolin pour l'opérer. Le chirurgien dut recommencer deux fois l'opération. Le patient, impassible et résigné, se contenta de dire : « Docteur, vous m'avez fait beaucoup de mal, mais si j'en suis quitte à ce prix, je vous remercie. » Marjolin hocha la tête et se retira.

Le lendemain, la fièvre se déclarait, le malade tombait dans une sorte de prostration léthargique qui laissait présager une fin prochaine.

Le 17 mai 1838, le plus grand acteur des temps modernes avait vécu.

Le surlendemain, un reporter de génie, on devine

---

1. On se contentait de lui faire des lotions saturnées.

Victor Hugo, consignait sur une feuille volante (1) :

« Hé bien, avant-hier, 17 mai 1838, cet homme est mort. Des médecins sont venus et ont embaumé le cadavre. Pour cela, à la manière des Égyptiens, ils ont retiré les entrailles du ventre et le cerveau du crâne. La chose faite, après avoir transformé le prince de Talleyrand en momie et cloué cette momie dans une bière tapissée de satin blanc, ils se sont retirés, laissant sur une table la cervelle (2), cette cervelle qui avait pensé tant de choses, inspiré tant d'hommes, construit tant d'édifices, conduit deux révolutions, trompé vingt rois, contenu le monde.

« Les médecins partis, un valet est entré, il a vu ce qu'ils avaient laissé. Tiens! ils ont oublié cela. Qu'en faire? Il s'est souvenu qu'il y avait un égout dans la rue, il y est allé et a jeté le cerveau dans cet égoût. *Finis rerum.* »

Comment avait pu se consommer cette profanation, c'est ce qu'il nous reste maintenant à dire. Talleyrand avait, nous venons de le voir, pour médecin ordinaire, le Dr Bourdois. Dans les dernières années de sa vie, le prince était atteint d'une paralysie du rectum qui nécessitait une opération assez répugnante : celle-ci était pratiquée par un valet de chambre en présence de Bourdois.

Bourdois était, à ce moment-là, très lié avec un pharmacien du nom de Micard, dont l'officine était située à l'entrée de la rue Duphot, du côté de la rue Saint-Honoré. Micard était une des gloires de la profession.

1. V. Hugo, *Choses vues*, p. 3.
2. L'autopsie de son cerveau démontra qu'il avait, à quatre-vingt-quatre ans, cet organe aussi consistant que celui d'un homme de quarante.

Très adroit, très inventif, il avait imaginé, sur les indications du docteur, une cuiller en baleine qui devait servir au cathétérisme rectal du malade. Talleyrand répugnait fort à cette opération. Au cours d'une discussion avec le Dr Bourdois, celui-ci avait même dit à Talleyrand : « Si je meurs avant vous (ce qui arriva), vous ne vivrez pas six semaines après moi ; votre valet de chambre n'aura pas assez d'autorité sur vous pour vous obliger à vous soumettre à cette opération. »

La prédiction se réalisa, point par point. Une fois Talleyrand mort, Micard fut chargé de l'embaumement. Il avait été convenu, du vivant du diplomate, qu'il emploierait la méthode égyptienne.

Cette méthode consiste, comme on sait, à faire des incisions dans tous les membres, à les remplir d'aromates spéciaux et à les recoudre ensuite. Pour la cervelle, on la sort du crâne, on la fait cuire dans un bain d'aromates et on la remet à sa place.

Le corps, déposé sur une longue table dans l'antichambre de la bibliothèque, pièce concédée pour les travaux de l'embaumement, fut ouvert sous la direction du Dr Cogny, médecin ordinaire de M. de Talleyrand.

Les poumons furent trouvés sains et bien développés, le cœur volumineux et entouré d'une couche de graisse. Sa densité était relativement considérable.

L'aorte et les principaux tissus artériels étaient ossifiés et cassants dans toute leur étendue. Le foie, l'estomac, les intestins n'offraient aucune lésion.

Micard devait procéder à l'embaumement du prince. Cependant, M. Gannal, directeur de la Société d'embaumement, formée pour l'application du procédé dont il est l'inventeur, s'était présenté à l'hôtel pour offrir ses services, et, un instant, la famille avait hésité.

Le Dr Cruveilhier, consulté, déclara que le procédé Gannal lui semblait rationnel, mais il laissa toute latitude aux parents pour fixer leur choix. Les journaux du temps attaquèrent le professeur Cruveilhier, dont la réponse fut celle que nous venons de dire.

M. Micard avait, du reste, tous les droits pour prétendre à diriger l'opération. Il était un des familiers de la maison de Talleyrand et M. de Valençay. Mme de Dino, de même que Talleyrand, l'avaient en haute estime.

Nous avons trouvé, dans un opuscule du temps (1), de curieux détails sur l'opération de l'embaumement pratiquée par Micard.

Le corps, sur lequel furent pratiquées des incisions profondes et rapprochées, dirigées par couches musculaires et dans la direction des fibres, fut mis dans un bain, avec une solution de natrum ou carbonate de soude, pendant quelques heures. Retiré, il fut lavé intérieurement et dans ses cavités, avec un alcohol aromatisé, et enfin plongé de nouveau, pendant vingt-quatre heures, dans un nouveau bain d'une infusion fortement concentrée de tanin.

Enfin chaque partie ouverte fut enduite, à plusieurs couches, d'une solution de deutochlorure de mercure, et chaque cavité graissée avec la poudre balsamique astringente, composée à peu près ainsi qu'il suit : baume de Tolu, baume du Pérou, du storax, styrax calamite, musc, ambre gris, quinquina, cannelle, gomme tacamaque, etc.

Chaque incision recousue, le corps fut recouvert par une couche de vernis, et une autre de la poudre, maintenue par une première application de bandes de mousseline fine ;

____

1. Mém. loc. cit. p. 117-120.

le tronc qui contenait le cœur et les entrailles, préparées isolément de la manière précédente, fut entièrement rempli par la poudre aromatique et par une étoupe à mailles serrées. Le corps fut ensuite revêtu de six couches de bandelettes de diachylum gommées, enduites de vernis extérieurement et disposées avec habileté, de manière à laisser au corps sa forme naturelle.

Dans la tête, une incision, partant de l'occiput à la naissance des cheveux, au front, et dirigée latéralement de l'occipital aux apophyses mastoïdes, permit la dissection du cuir chevelu. Cette opération accomplie et les téguments ainsi que les muscles crophytes enlevés, l'empreinte crânienne fut prise par M. Guy, naturaliste de l'École de médecine, avec un soin extrême, afin qu'elle restât une pièce authentique pour la science physiologique. L'intérieur du crâne fut garni de poudre et d'étoupes, une ouverture par couronne du trépan ayant facilité la sortie du cerveau. La face fut disséquée entièrement, préparée comme le corps avec un soin minutieux, de manière à respecter la physionomie qui fut remodelée. Après que les téguments et les muscles eurent repris leurs places, les globes oculaires furent vidés et remplacés par des yeux en émail, fabriqués d'après un portrait parfaitement ressemblant et confié obligeamment par M. Élie, premier officier de chambre du prince .

Micard avait mis la cervelle à part dans un bocal. Ce n'est qu'au moment où il rangeait ses instruments et ses flacons qu'il s'aperçut que le bocal n'avait pas été mis en bière.

Sans en rien dire, il l'emporta; et, le soir venu, il jetait dans la bouche d'égout qui existait entre la rue Richepanse et la rue Duphot, le bocal et son contenu (1).

Ce même égout avait reçu, quarante-quatre ans

1. *Interméd. des Cherch. et Curieux.* 1887, p. 353, 489.

auparavant, les débris de celui qui avait été Robespierre !...

Et aujourd'hui, sait-on ce qu'on exhibe, comme une relique, dans la chambre à coucher où est mort le prince de Bénévent? L'appareil orthopédique, en fer forgé, rouillé par le temps, qui soutenait le pied-bot du claudicant Talleyrand (1)!

1. *Interméd. des Cherch. et Curieux*, 1887, p. 192.

L'ACCOUCHEMENT

DE

L'IMPÉRATRICE MARIE-LOUISE

L'ACCOUCHEMENT

DE

L'IMPÉRATRICE MARIE-LOUISE

Le bruit s'en était répandu dès le mois de juillet 1810 : Marie-Louise était grosse. Sans oser l'affirmer, les médecins ne cachaient pas leurs espérances ; l'impératrice présentait des symptômes sur la nature desquels il n'était plus possible de se méprendre. Napoléon, dont le divorce avec Joséphine n'avait eu d'autre cause que la stérilité de sa première épouse, pressait la Faculté de se prononcer. Il ne doutait pas qu'il fût capable d'engendrer, pour en avoir fourni maintes fois les preuves ; mais il ne laissait pas d'être inquiet du retard que mettait Marie-Louise à le rendre père. Ce retard le chagrinait visiblement et il consulta un jour, à cet égard, ses médecins. Sur leur avis, il fut décidé que la souveraine ferait un usage moins fréquent des bains, qui, à les entendre, étaient un obstacle à la fécondité (1).

Le 27 juillet, Marie-Louise écrivait à son père : « Je puis vous assurer, cher papa, que je n'ai aucun effroi pour cet événement qui sera un si grand bonheur. » Quelques jours auparavant, elle avait exprimé les mêmes sentiments en termes non moins touchants :

1. *Mémoires de Constant*, IV, p. 295.

« Dieu veuille que ce soit vrai ! l'empereur sera si heureux ! » Napoléon voyait comblé son vœu le plus cher. A cette heure, le sexe de l'enfant ne le préoccupait pas, il ne doutait plus que sa dynastie fût fondée sur des bases inébranlables. Vers le 15 août, la grossesse de l'impératrice se confirme ; les médecins deviennent plus affirmatifs. L'un d'entre eux va, dans son enthousiasme, jusqu'à adresser à la souveraine une pièce de vers latins, qui se terminait par cette pensée empruntée à Virgile :

Jam nova progenies cœlo dimittitur alto.
(Un nouveau rejeton est envoyé du haut du ciel.) (1)

La notification officielle de la grossesse n'est faite qu'au mois de novembre. Napoléon envoie à Vienne un exprès, le baron de Mesgrigny, porteur de deux lettres autographes, l'une de la main de l'impératrice, l'autre de sa propre main. Ces lettres sont destinées à son beau-père, l'empereur François, qui y répond aussitôt par une missive des plus affectueuses (2).

Dans le public, les rumeurs les plus étranges trouvent crédit. Les uns prétendent que l'impératrice n'a jamais été enceinte, que son accouchement n'est qu'une feinte qui donne à Napoléon le moyen d'adopter un de ses bâtards. D'autres diront plus tard que l'impératrice est accouchée d'une fille, d'un enfant mort, et qu'on lui a substitué un autre enfant (3).

Le 2 décembre, jour anniversaire de la bataille

1. Imbert de Saint-Amand, *Les beaux jours de Marie-Louise.*
2. Papiers tirés des Archives des affaires étrangères et mis au jour par Imbert de Saint-Amand.
3. *Mémoires de la Générale Durand,* p. 74.

d'Austerlitz et de la cérémonie du couronnement, l'empereur donne audience au Sénat qui vient lui présenter ses félicitations.

Des *Te Deum* et des prières publiques sont ordonnés dans toutes les églises de l'empire. Les édifices publics sont illuminés. L'impératrice a tenu à doter elle-même douze jeunes filles, qui sont mariées le même jour. L'empereur, par une inspiration délicate, a créé, de son côté, la *Société maternelle*, dont il a nommé Marie-Louise la présidente, et Mme de Ségur la vice-présidente. Cette institution a pour but de venir au secours des mères de famille pauvres, ayant plusieurs enfants. On leur donnait des soins gratuits pendant leurs couches. Il leur était délivré, en outre, de quoi se procurer du vin, du bouillon, une layette. Enfin, lorsqu'elles avaient plusieurs enfants, elles étaient payées, si elles nourrissaient le dernier, comme l'aurait été une nourrice étrangère.

En prévision de l'enfant à naître, la comtesse de Montesquiou recevait le titre de gouvernante des enfants de France. Elle était assistée de deux sous-gouvernantes, auxquelles devait s'adjoindre plus tard une troisième. On choisit comme nourrice une femme robuste et saine, mariée à un menuisier de Fontainebleau. Deux petits lits furent préparés : un de couleur bleue, s'il venait un prince ; un rose, si c'était une princesse. La layette était une merveille ; on ne l'estimait pas moins de 300.000 francs (1).

Les mois de janvier et de février 1811 se passèrent sans incidents notables. L'impératrice prenait part à toutes les réjouissances qui avaient lieu dans l'inté-

1. D'après la générale Durand.

rieur du palais. On organisait à son intention des bals intimes où elle se faisait une fête de se rendre. Comme elle adorait suivre les chasses, l'empereur l'emmenait avec lui quand il allait chasser à Vincennes, dans la forêt de Saint-Germain ou dans les tirés de Versailles. Était-elle trop fatiguée, elle se contentait d'une simple promenade au bois. Vers le milieu de février, on commença à la Cour les préparatifs pour les couches.

L'accoucheur en titre, Dubois, reçut avis de loger dans l'appartement du grand maréchal du palais, appartement qui lui était spécialement réservé. La duchesse de Montebello, qui devait faire preuve, au moment de l'accouchement de l'impératrice, de tant de dévouement, était installée dans une autre aile du palais.

Le 5 mars, le préfet de la Seine, Frochot, vient, au nom de la ville de Paris, présenter ses souhaits à l'empereur. La délégation apporte un magnifique berceau en vermeil qui figure un navire, emblème de la capitale. Le dessin du berceau est dû au grand artiste Prud'hon. Les ornements, en nacre et en vermeil, se détachent sur un fond de velours nacarat du plus bel effet. Deux génies en décorent le pied : celui de la Force et celui de la Justice.

Pour l'impératrice, on a apporté une toilette somptueuse qui a une valeur d'au moins un demi-million...

Le moment de la délivrance approche. Marie-Louise ne sort presque plus de ses appartements. A peine l'aperçoit-on, certains jours, sur la terrasse de son jardin particulier (1), soutenue par ses femmes de ser-

---

1. Les médecins avaient conseillé à l'impératrice de fréquentes promenades à pied. Elle allait souvent, en compagnie de Mme de

vice. Le 19 mars, à 7 heures du soir (1), d'autres disent à 9 heures (2), l'impératrice sent les premières douleurs. La nuit précédente, l'empereur qui, depuis quelques jours, envoie à toute heure savoir des nouvelles de l'auguste malade, a passé la nuit auprès d'elle, la promenant dans sa chambre par le bras. Elle éprouvait, à ce moment, de très légères douleurs. Sur les 6 heures du matin, les souffrances s'étaient calmées et l'impératrice s'était endormie. L'empereur, remonté chez lui, s'est mis au bain, puis on lui a servi son déjeuner. Une demi-heure après, Dubois se fait annoncer : « Vous voilà, Dubois, lui dit l'empereur ? Qu'y a-t-il de nouveau ? Sera-ce pour aujourd'hui ? — Oui, Sire, ce ne sera pas long, mais je désirerais que Votre Majesté ne descendît pas. — Mais pourquoi cela, Dubois? — Parce que la présence de Votre Majesté me gênerait. — Mais pas du tout ! Il faut que vous accouchiez l'impératrice comme si vous accouchiez une paysanne et ne pas vous inquiéter de moi. — Mais, Sire, je préviens Votre Majesté que l'enfant se présente mal. » Alors l'empereur lui demande des explications : « Et comment allez-vous faire? — Mais, Sire, je serai obligé de me servir de ferrements. — Ah! mon Dieu, dit l'empereur effrayé, est-ce qu'il y aurait du danger? — Mais, Sire, il faut ménager l'un ou l'autre. — Eh bien, Dubois, ménagez d'abord la

Montebello, sur la terrasse des Tuileries, du côté du bord de l'eau, au bout de laquelle allaient l'attendre ses équipages. Elle gagnait quelquefois, en descendant un petit escalier, en passant par une petite porte pratiquée exprès pour elle. La porte et l'escalier existaient encore il y a quelques années.

1. La générale Durand.
2. Le valet de chambre Constant.

mère. Et descendez de suite, je vous suis (1). » Dubois descend par le petit escalier dérobé qui donne accès dans la chambre de l'impératrice. L'empereur sort du bain, se fait vêtir à la hâte et ne tarde pas à rejoindre l'accoucheur. Toute la maison particulière de Marie-Louise se presse dans les appartements de l'impératrice. Tous les grands officiers de la couronne y étaient déjà rendus et se répandaient dans le grand salon dont les portes étaient ouvertes. « Cela ressemblait à un jour de fête, » conte un des témoins oculaires, qui se trouvait dans le boudoir proche du salon. L'impératrice a auprès d'elle Mme de Montebello, Mme de Luçay, Mme de Montesquiou, deux premières dames, Mmes Durand et Balland, deux femmes de chambre et la garde, Mme Blaise (2). L'empereur, la famille impériale, les principaux médecins attachés à la personne de Napoléon, Corvisart, Bourdier et Yvan, se tiennent dans un salon voisin.

Comme l'avait prévu Dubois, il fallut avoir recours au forceps (3). Marie-Louise, qui s'en aperçut, dit avec une douloureuse amertume : « Parce que je suis une impératrice, faut-il donc me sacrifier? » Mme de Montesquiou, qui lui tenait la tête, lui dit : « Courage, Madame, j'ai passé par là, je vous assure que vos précieux jours ne sont pas en danger. » Le travail dura à peine une demi-heure, mais il fut des plus pénibles. L'empereur attendait anxieusement le résultat. Aussitôt prévenu que l'enfant est venu au

---

1. *Revue rétrospective* de Cottin, 1888, t. VIII, p. 147-148; *Mémoires de Roustan*, mameluck de Napoléon Ier.

2. *Mémoires de la générale Durand*, *loc. cit.*

3. L'enfant naquit par les pieds. Dubois dut employer le forceps pour dégager la tête.

monde, il s'est précipité dans la chambre et a embrassé l'impératrice avec effusion. Quant à l'enfant, il est resté sept minutes sans donner signe de vie. On a dû, pour le ranimer, lui insuffler dans la bouche quelques gouttes d'eau-de-vie, le frapper du plat de la main sur tout le corps et l'entourer de serviettes chaudes. Enfin, on a entendu le vagissement du nouveau-né, il est sauvé. L'empereur rayonne de joie. Quand il remonte dans son appartement pour s'habiller, il annonce la nouvelle à son fidèle valet Constant : « Eh bien, Constant, nous avons un gros garçon ! il s'est joliment fait tirer l'oreille, par exemple. » A toutes les personnes qu'il rencontre, il fait part de son bonheur. Jamais il n'a ressenti pareille émotion.

La délivrance effectuée, on a fait entrer l'archi-chancelier de l'empire, Cambacérès, que les devoirs de sa charge obligent à constater la naissance et le sexe de l'enfant. Le prince de Neuchâtel l'a suivi, entraîné par son zèle et son attachement.

Au dehors, le peuple de Paris est groupé en masse compacte dans le jardin des Tuileries et dans les quartiers avoisinants. Les quais sont encombrés par une foule grouillante. On savait que vingt et un coups de canon annonceraient la naissance d'une princesse et qu'il en serait tiré cent et un pour célébrer la venue d'un héritier du trône. Quand le vingt-deuxième coup retentit, ce n'est plus de l'enthousiasme, c'est du délire. Les chapeaux volent en l'air, les vivats éclatent, tout Paris est en fête. A 10 h. 1/2, Mme Blanchard, l'aéronaute, part en ballon de l'École militaire et va répandre en tous lieux la nouvelle de la naissance du roi de Rome. Le télégraphe a annoncé aux quatre coins de la France l'heureux événement. Des courriers extraordinaires ont été dépêchés à la première heure auprès des cours étrangères. A Paris, ce ne furent partout que réjouissances, illuminations, fêtes vénitiennes, feux d'artifice ; rien ne fut négligé pour célébrer le joyeux événement. En moins d'une semaine, il n'y eut pas moins de deux mille pièces composées à l'occasion de la naissance du rejeton impérial.

On écrivit des poèmes de toutes sortes et en toutes langues, l'anglais excepté : des épîtres, des odes, des strophes, des fables, des couplets, des hymnes, toute la lyre ! Une somme de 100.000 francs fut prélevée sur la cassette particulière de l'empereur et répartie par le secrétaire de la comptabilité de la chambre entre les auteurs des poésies envoyées aux Tuileries.

De tous ces monuments de circonstance, le plus curieux que la flatterie ait jamais érigé est un recueil de pièces de vers français et latins intitulés : *L'Hymen et la Naissance*, sorti des presses de l'imprimerie impériale et que l'Université fut obligée de faire distribuer en prix aux élèves des quatre lycées de la capitale et à ceux de province, pour en faciliter le prompt débit. La postérité n'a conservé que le souvenir d'un seul des nombreux poètes qui se sont produits à cette occasion : Casimir Delavigne, du Havre, à l'époque élève de rhétorique au lycée de Napoléon et à l'institution de M. Ruinet, fit ses premiers débuts dans un genre qu'il devait illustrer plus tard...

Aussitôt après la naissance, le jeune enfant avait été confié à la nourrice qu'on lui avait choisie, celle-ci ne pouvait, ni sortir du palais, ni recevoir aucun homme ; les précautions les plus sévères avaient été prises à cet égard. On lui faisait faire, pour sa santé, des promenades en voiture et jamais sans qu'elle ne fût accompagnée de plusieurs femmes.

Le 20 mars, à 9 heures, le roi de Rome fut ondoyé dans la chapelle des Tuileries, en présence de l'empereur, des princes, des princesses et de toute la Cour impériale. Pendant les six semaines qui suivirent l'accouchement, Marie-Louise garda la chambre : en souveraine soumise, elle avait tenu à donner à ses sujets l'exemple du respect à l'étiquette autant qu'aux lois de l'hygiène.

LES ORIGINES

DU

MARÉCHAL DE MAC-MAHON

—

LES MAC-MAHON MÉDECINS

MARÉCHAL DE MAC-MAHON

LES MAC-MAHON MÉDECINS

Une particularité curieuse à divers titres et que les biographes ont à peine relevée (1) : le maréchal de Mac-Mahon comptait dans ses ascendants directs toute une lignée de médecins.

1. Les seules mentions relatives à notre sujet, que nous ayons rencontrées au cours de nos recherches, sont les suivantes.

La première se trouve dans le *Moniteur* du 12 août 1877 :

« Plusieurs journaux ont, ces temps derniers, prétendu que le maréchal de Mac-Mahon descendait du médecin Patrick Mac-Mahon, qui vécut quelque temps en France. Le *Times* observe à ce sujet que ce n'est pas la première fois que ce fait erroné est avancé dans la presse, mais que le maréchal ne s'est jamais occupé de le relever. Il est parfaitement établi, dit le journal anglais, que le maréchal de Mac-Mahon est de la famille des Mac-Mahon du sud de l'Irlande et qu'il descend en ligne directe de Brien qui régna sur toute l'île d'Irlande. »

Ce à quoi le *XIX⁰ Siècle* du 13 août 1877 répliquait :

« Nous affirmons, sans craindre les démentis ni les procès, que M. le maréchal de Mac-Mahon, le président de la République, « est petit-fils de Jean-Baptiste Mac-Mahon, docteur en médecine de l'Université de Reims, établi à Autun en 1741 et enrichi par son mariage. »

On n'avait pas osé pousser plus loin l'indiscrétion.

Avec la famille Brien, la famille Mac-Mahon était une des plus considérables et des plus considérées de l'Irlande (1).

Jean Mac-Mahon, le cadet de la famille, était né en Irlande, dans le comté de Limerick, en 1710. D'après Chéreau (2), que nous aurons souvent occasion de rectifier, il serait le second fils de Térence Mac-Mahon (3) et d'une demoiselle Springham Clarke. Il

1. Dans un mémoire sur la noblesse de J.-B. Mac-Mahon, nous avons relevé la filiation suivante : Le septième aïeul s'appelait Térence Mac-Mahon et était prince de Cloindiralc. Le sixième fils puîné du précédent, se nommait Donat Mac-Mahon et était marié à une O'Brien. Le fils de Donat (cinquièm, aïeul) était un Térence Mac-Mahon ; il eut un fils, Bernard (quatrième aïeul), marié également à une O'Brien. Le trisaïeul de J.-B. Mac-Mahon, Moriart Mac-Mahon, fut dépossédé de tous ses biens pour avoir témoigné de son attachement pour 1 roi d'Angleterre, Charles II. Son fils Maurice épousa une Fitz-Gérald ; son petit-fils, Moriart, donna le jour à Patrice Mac-Mahon, père de l'un des deux médecins dont nous esquissons la biographie.

2. *Journal des connaissances médicales pratiques et de pharmacologie*, 15 juillet 1875. Chéreau a puisé la plupart de ses renseignements à une source qu'il s'est bien gardé de citer : *Journal de médecine militaire*, t. VI, cahier d'octobre 1787.

3. Les renseignements donnés par Chéreau sont sujets à caution, puisque nous ignorons de qui il les tient. De plus, ils sont, par endroits, en contradiction avec ceux que nous avons nous-même recueillis, notamment dans les journaux du temps.

D'après une notice nécrologique, insérée dans le *Journal de Paris* du 17 janvier 1787, Jean Mac-Mahon serait né en 1749 (et non 1710), dans le comté de Clarke (et non de Limerick), en Irlande. Le Dr Guyton, dans une étude sur les *médecins à Autun*, parue dans les *Mémoires de la Société Éduenne* (nouvelle série, t. II. p. 144), l'appelle Jean-Baptiste Mac-Mahon de Leadmore (?) et affirme qu'il n'était qu'un parent éloigné de Jean-Baptiste Mac-Mahon, dont nous contons plus loin tout au long, l'existence accidentée. Selon le même auteur, ce Jean-Baptiste Mac-Mahon de Leadmore serait bien né dans le comté de Clare ou de Clarke, mais en 1718. Il aurait été baptisé le 8 décembre de cette même année 1718.

arriva à Paris vers 1735 ou 1736. Destiné d'abord à l'état ecclésiastique, il entra quelque temps dans la communauté des clercs irlandais. Il y aurait fait, à en croire son biographe, de bonnes humanités, bien que son goût le portât plutôt vers les mathématiques et la physique. La théologie l'avait aussi tenté sans le retenir. Il se tourna alors vers la médecine et se fit recevoir docteur à Reims. De là il revint à Paris et obtint une place de médecin dans l'armée. On l'envoya à l'hôpital militaire de Neuf-Brisach, puis de Colmar. Le 3 septembre 1750, il se présentait aux écoles de la rue de la Bûcherie avec une thèse portant pour titre : *An cutaneorum affectuum communis sit causa? Therapia?* Après la soutenance de la thèse, il fut déclaré *dignus intrare.*

On perd sa trace, pour le retrouver, quelques années plus tard, à Berlin où il occupe un poste de confiance auprès de lord Tirconel, ambassadeur d'Angleterre en Prusse. A cette époque, il paraît s'être lié avec Voltaire et Frédéric. Nous n'avons trouvé qu'une trace fugitive de ses relations avec l'auteur de *Candide.* Dans une lettre que le prince des railleurs adresse à son fidèle Colini, lettre datée de Plombières, 12 juillet 1754, nous relevons cette simple phrase qui n'en dit malheureusement pas assez long à notre gré : « *M. Mac-Mahon, médecin de Colmar, m'a apporté votre paquet.* »

De retour en France, en 1770, le Dr Mac-Mahon est nommé médecin de l'École militaire. Cette école, fondée en 1751, était destinée à recevoir des élèves de huit à treize ans, des orphelins d'officiers morts des suites de la guerre ou décédés, au service, de mort naturelle, ou encore retirés avec pension, pourvu qu'ils eussent quatre générations mâles de noblesse (1). Le Dr Mac-Mahon resta médecin de l'École pendant seize ans, sans interruption (2). Une seule fois il offrit sa démission, mais, par ordre du ministre, il dut presque aussitôt réintégrer ses fonctions (3). Entre temps, le Dr Jean Mac-Mahon s'était marié avec une demoiselle Springham Clarke, née en Amérique. Sa femme mourut en couches. L'enfant qui naquit de cette union entra, en 1785, dans la compagnie des cadets gentilshommes pensionnaires à l'École royale militaire. Il devint plus tard docteur et bibliothécaire de la Faculté de Médecine de Paris. Il portait le prénom de Patrice (4). Sa thèse, qui n'offre du reste aucun intérêt, était une *Dissertation sur la fièvre ataxique contagieuse*. Patrice Mac-Mahon mourut vers 1830 ou 1831.

1. Chéreau, *loc. cit.*

2. Le prédécesseur de Mac-Mahon à l'École militaire avait été le Dr Murry, docteur régent de la Faculté de Médecine de Paris. Murry, qui avait pris Mac-Mahon en affection, avait démissionné de ses fonctions en faveur de son protégé et obtenu pour lui la survivance de sa charge.

3. Le comte de Vaublanc, ministre de l'intérieur sous Louis XVIII, raconte dans ses *Souvenirs*, qu'étant elève à l'École militaire, il avait connu le Dr J. Mac-Mahon, et il laisse entendre que celui-ci avait songé à démissionner parce que les élèves avaient une nourriture détestable.

4. Mme veuve Le Délion, propriétaire à Lannion (Côtes-du-Nord), nous a fait connaître l'entrefilet suivant, relevé dans le *Gaulois* du 29 juillet 1875. Il s'agit, bien évidemment de Patrice Mac-Mahon, ancien bibliothécaire de la Faculté de Médecine :

« Le conservateur du cimetière Montparnasse, M. Mornigue, qui est du reste un protégé de M. Jules Ferry, vient de commettre un petit abus de pouvoir à la suite duquel il pourrait bien lui arriver des désagréments. Il y avait dans l'ancien cimetière une tombe complètement recouverte de terre et aux coins de laquelle s'élevaient quatre grands cyprès. Un beau jour, M. Mornigue, à qui ces arbres déplaisaient sans doute, les fit couper de sa propre

Le Dr Jean Mac-Mahon fut un médecin estimé (1). Lors de la discussion sur l'opportunité de l'inoculation variolique, les plus doctes professeurs de la Faculté n'avaient pas dédaigné ses sages avis, et ses consultations faisaient loi. C'était un esprit fort de

autorité. A la suite de cette opération, la tombe fut déblayée et on mit à nu la pierre, sur laquelle se trouvait cette inscription que nous avons copiée textuellement :

Sépulture. — Concession à perpétuité au cimetière du Sud.
2e division, 1re section.

ICI REPOSE

MAC-MAHON (PATRICE)

Docteur médecin et bibliothécaire de la Faculté de Médecine de Paris, né à Monaghan, en Irlande, le 25 septembre 1772, décédé le 23 décembre 1833.
La belle vie de cet ami sincèrement dévoué fut consacrée à l'étude, à la piété et à la bienfaisance.
Et jusqu'à son dernier soupir il fit des vœux pour l'indépendance et la prospérité de l'Irlande.

DE PROFUNDIS

« Nous ignorons si ce Patrice Mac-Mahon est de la même famille que le maréchal, duc de Magenta. Ce qu'il y a de certain, c'est que la similitude des noms a éveillé l'attention des ouvriers du cimetière et les a amenés à raconter la mesure peu conservatrice, prise par M. Mornigue, au sujet de la tombe du médecin irlandais. »
1. Voici ce que nous lisons à son sujet dans la *Chronique secrète de Paris sous Louis XVI*, à la date du mercredi 29 juin :
« Le médecin de l'Ecole militaire, nommé Mac-Mahon, s'est gendarmé contre le médecin Richard et le chirurgien Jauberthon, qui se sont fait nommer inoculateurs du roi et des princes, comme ayant été chargés sous le Choiseul, de l'inoculation des élèves de l'École militaire. Le fait est que Gatti fit cette inoculation sous le Choiseul, mais qu'il en laissa tous les honneurs au médecin Mac-Mahon ; car le drôle n'en voulait qu'à l'argent dont il est allé jouir dans son pays quand M. de Choiseul a été relégué à Chanteloup, bien différent de l'abbé Barthélemy, son autre confident, qui lui tient encore plus fidèle compagnie qu'auparavant.
« Gatti, donc, laissa toute la morgue au médecin Mac-Mahon, qui a tenu registre de toutes ses opérations. Il est prouvé par ce

son temps ; son nom figure dans le *Dictionnaire des Athées* (1). C'est dans la Société des Encyclopédistes qu'il dut connaître Franklin, qui se l'attacha comme médecin et qui, en signe de gratitude, lui fit don d'une tabatière d'or enrichie de son portrait.

Le 7 septembre 1786, Jean Mac-Mahon terminait une carrière dignement, sinon glorieusement remplie (2). Cet homme de bien s'éteignait (3) dans l'hôtel même de l'École militaire, rue de Grenelle-Saint-Germain, vis-à-vis la superbe fontaine allégorique représentant la Seine et la Marne, œuvre du sculpteur Bouchardon. Il succomba sans bruit, comme il avait vécu (4).

registre que Richard est venu quelquefois, comme dix ou douze médecins de Paris, savoir des nouvelles de cette inoculation et qu'il a signé le registre de Mac-Mahon, comme tous autres, mais moins souvent qu'aucun d'eux.

« Quant à Jauberthon, il a inoculé deux élèves avec la permission du chirurgien de l'École.

« Madame Louise, qui va toujours se mêlant, a déterré ce Mac-Mahon et l'a fait venir conter l'histoire, après laquelle elle s'est écriée : « Adélaïde a donc été trompée. » Grande merveille qu'on trompe les vieilles tantes reléguées par leur petite vérole au château de Choisy, ou, par les intrigues, dans un couvent de Carmélites ! »

1. *Second supplément du Dictionnaire des Athées,* de Sylvain Maréchal, revu par Lalande.

2. On vantait généralement sa simplicité, sa modestie, sa sensibilité d'âme. « Quand il avait des maladies graves à suivre, écrit un de ses panégyristes (*Journal de Paris, loc. cit.*), il en perdait presque toujours le repos ; il était agité, inquiet et sombre. Quand il y avait une bonne œuvre à faire, il la regardait comme une occasion heureuse qu'il se hâtait de saisir. Il abhorrait les charlatans et croyait qu'il était du devoir du médecin de démasquer leur friponnerie et leur ignorance... Il aimait les sciences et les belles-lettres avec passion... »

3. Il souffrit d'une maladie d'entrailles pendant deux ans. Il s'alita le 21 août et mourut le 7 septembre suivant.

4. Il avait souhaité que sa place fût donnée, après sa mort, à

Par contre, son frère aîné(1), Jean-Baptiste Mac-Mahon, le grand-père du maréchal, fit quelque tapage dans le monde. Né à Limerick (2), le 23 juin 1715, de Patrice Mac-Mahon et de Marguerite O'Sullivan, il avait été, jusqu'à l'âge de seize ans, élevé en Irlande, au sein de sa famille. Ses parents l'envoyèrent à Paris compléter son instruction au collège de la Marche. Ils lui servaient une pension annuelle de 800 livres, qui lui était payée par des banquiers de la capitale. Il avait embrassé de suite la carrière médicale, se proposant, disait-il, d'aller exercer sa profession dans sa patrie d'origine (3), où la médecine était particulièrement honorée. Il citait avec complaisance le duc de Richemont, à qui le collège des médecins de Londres avait accordé, *honoris causâ*, le diplôme de docteur, le duc de Montaigu, le duc de Somerset, qui était chancelier de l'Université de Cambridge, dont le duc de Manchester était le Grand-Maître. D'aussi illustres exemples étaient

un médecin qu'il avait pris soin de désigner. Mais le roi avait, dès le mois d'avril 1784, donné sa parole à M. Kenens, médecin de l'hôpital militaire de Nancy et du feu roi de Pologne. (*Journal de Paris* et *Journal de médecine militaire, loc. cit.*)

1. Le véritable frère de Jean-Baptiste Mac-Mahon, dont il va être maintenant question, s'appelait Maurice Mac-Mahon. Il devint chevalier non profès de l'ordre de Malte, capitaine au régiment de Fitz-James-cavalerie, seigneur de Magnien, le Puiset et Lauronne (V. *La Noblesse aux États de Bourgogne*, par H. Beaune et d'Arbaumont, Dijon, 1864, article *Mac-Mahon*, et *Revue nobiliaire*, 1867, p. 17-18). Il fut reçu aux États de Bourgogne de 1760.

2. Il fut baptisé, le 23 juin 1715, en l'église Saint-Jean-Baptiste de Limerick (*Archives du château de Sully : Extrait de baptême* daté du 28 mars 1748.)

3. Son mauvais état de santé ne lui permit pas de réaliser son projet. D'ailleurs, aurait-il pu exercer à Londres, lui qui n'avait pris aucun de ses degrés dans une Université de la Grande-Bretagne?

bien faits pour vaincre ses hésitations ; le 4 août 1739 ou 1740, il recevait le bonnet carré à l'École de Reims.

Une maladie de langueur dont il est atteint peu de temps après, l'oblige à prendre du repos. Il accepte alors l'hospitalité d'un brave curé de campagne, Irlandais de naissance, et qui avait été son régent au collège de La Marche.

Au mois de juillet 1742 (1), il se fait agréger au collège des médecins d'Autun. Comme il ne dispose que de faibles ressources, il prend pension chez le fils d'un savetier, ecclésiastique d'Autun, chapelain à la cathédrale. Sa position est si précaire qu'il songe un moment à acheter une boutique d'apothicaire à Mont-Cenis, petit village de Bourgogne. Il y renonce, faute des 200 livres nécessaires pour l'acquisition du fonds.

A peine avait-il pu payer les 60 livres exigées « pour le droit de *confrairie*, tant des médecins que des chirurgiens et des apothicaires. » Dès cette époque, il ne fait suivre son nom d'aucun titre ni particule, et il est présenté à l'hôtel de ville d'Autun sous le nom de M. Jean-Baptiste Mac-Mahon, tout court.

Après avoir végété quelque temps (2), il sort tout à coup de l'obscurité. Quelques cures inespérées, peut-être le défaut de concurrents sérieux, avec cela des qualités physiques très appréciées, surtout par sa clientèle féminine, mettent en relief le jeune docteur. La haute société (3), qui lui avait boudé jusque-là,

1. Le 26 juillet 1742, il fut, sur la présentation d'Antoine Guyton, médecin du roi, reçu au nombre des médecins de la ville. (*Registre des délibérations,* vol. 62.)

2. En mai 1743, l'autorité municipale le nomma médecin de l'hôpital Saint-Gabriel, mais il ne remplit ses fonctions que pendant très peu de temps. (*Registre des délibérations,* vol. 63.)

3. Il était au mieux avec le clergé, ainsi qu'en témoigne le cer-

lui ouvre ses portes. Grâce à ses relations, il est nommé médecin de l'abbaye de Saint-Andoche d'Autun, dont la dame de Tavannes était abbesse. C'était un premier pas dans la voie du succès, mais son ambition visait plus haut.

Dans Autun, vivaient à l'époque trois frères, trois vieillards, possesseurs de biens immenses ; on les désignait dans le pays sous le nom des *Riches de Bourgogne.* Outre des rentes considérables, on leur connaissait un magnifique hôtel, situé dans la ville et qu'on

tificat si élogieux qui lui fut remis par le chapitre de la cathédrale d'Autun et que nous reproduisons ci-après :

« Nous, doyen, chanoines et chapitre de l'église cathédrale d'Autun, certifions à tous qu'il appartiendra que, depuis un an environ que le sieur Mac-Mahon, docteur en médecine de la Faculté de Reims, élève de MM. Hunault et Astruc, exerce dans la ville d'Autun les fonctions de cette profession, il s'en est acquitté avec autant de probité que d'habileté, se prêtant indifféremment aux pauvres comme aux riches, et ayant fait, à l'égard des uns et des autres un grand nombre de cures qui démontrent sa science, le rendent recommandable et font désirer à tous qu'il fixe sa demeure dans ladite ville pour y continuer ses services qu'il a commencé avec tant de succès à y rendre au public ; de plus, que sa conduite et ses mœurs non seulement ont été sans reproches, mais si édifiantes qu'il s'est rendu aussi estimable par sa religion et sa piété que par ses lumières et sa science ; en foi de quoi nous avons ordonné qu'extrait du présent certificat sera délivré audit sieur Mac-Mahon pour lui valloir et servir ce que de raison, scellé du sceau de nos armes et signé par notre secrétaire. Donné en notre salle capitulaire, nous y étant capitulairement assemblés au son de la cloche, à la manière accoutumée, le 16 février 1742. » (*Histoire de l'église, ville et diocèse d'Autun, sous le gouvernement de ses évêques,* ouvrage manuscrit en deux volumes, par Degoux, chanoine de la cathédrale d'Autun. Ce manuscrit, qui se trouvait, en 1873, en la possession de M le marquis de Ganay, a été mis à profit par le D‍r L.-M. Guyton pour son étude sur les *Médecins et la Médecine à Autun,* paruc dans les *Mémoires de la Société Eduenne,* nouvelle série, t. II, 1873, p. 107-108.)

appelait la *Maison de Bretagne*, le château de Sully, ancienne demeure des Tavannes, le marquisat de Vianges, des terres en Nivernais, sans compter un mobilier luxueux, une argenterie soignée, en un mot tout le confortable d'une maison de grand train au siècle dernier. Le Dr Jean-Baptiste Mac-Mahon n'ignorait aucun de ces détails et ne nourrissait qu'un secret désir : être appelé auprès des frères de Morey.

Des trois frères, l'aîné, Jean-Baptiste-Lazare de Morey, gouverneur du Vézelai, âgé de plus de soixante-quinze ans, était marié à une jeune femme, qui ne conservait plus guère l'espoir de voir son union féconde.

Le frère puîné, Claude de Morey, marquis de Vianges, était veuf et sans autre enfant qu'une fille, religieuse à Avallon.

Le troisième frère, Jacques, était doyen de la cathédrale d'Autun et, par suite, condamné à un célibat forcé.

Un quatrième frère était mort quelques années auparavant, pourvu de l'abbaye de la Bussière, une des plus importantes de la province.

Le gouverneur du Vézelai étant tombé malade en 1746, on fit appel aux lumières du Dr Mac-Mahon. Ses manières séduisantes, un certain air de confiance en soi, une belle prestance, captivèrent les bonnes grâces du vieillard. En peu de temps, le médecin devenait l'hôte assidu de la maison et soignait successivement les trois frères. A dater de ce jour, les meilleures familles d'Autun et des environs se le disputaient à l'envi, et sa réputation en grandit d'autant. Le gouverneur du Vézelai, Lazare de Morey, l'aîné de la famille, meurt sur ces entrefaites. Huit jours à peine après la mort du gouverneur, la jeune veuve se rend chez le notaire pour faire verser entre ses mains une somme de 90.000 livres et pour obtenir de ses beaux-frères le consentement à une nouvelle union. Une clause de son contrat de mariage portait qu'au cas où elle se remarierait, le rachat de son douaire ne dépasserait pas 30.000 livres. Les deux beaux-frères consentaient à lui en verser 50.000, tout en lui laissant la liberté de convoler en secondes noces à son choix.

Deux mois ne s'étaient pas écoulés depuis la mort du vieux gouverneur, que le Dr Mac-Mahon était logé dans la maison des beaux-frères, admis à leur table (1), s'efforçant de son mieux, disait la chronique, à consoler la veuve éplorée. Une grossesse opportune hâta une solution qu'il poursuivait de tous ses vœux. Le 9 avril 1750, le Dr Jean-Baptiste Mac-Mahon épousait Charlotte Le Belin d'Éguilly, veuve de Lazare de Morey, gouverneur du Vézelai. Le contrat fut passé par-devant un notaire de campagne et l'union fut célébrée sans apparat dans la paroisse de Sully. Les deux beaux-frères ne signèrent ni au contrat, ni à l'acte de célébration. Sur la pièce figuraient seules, avec la signature des conjoints, celles d'un praticien (*sic*) et d'un laboureur de village. Le nom de J.-B. Mac-Mahon n'était pas accompagné de sa qualité de médecin, mais du titre de chevalier. Les époux se mariaient sous le régime de la communauté, « en tous biens, meubles et acquêts. » Le mari se constituait en dot une somme de 50.000 livres, la dame en apportait 210.000, « toutes dettes déduites ». Le

---

1. Il avait même reçu en cadeau un magnifique cheval qu'on appelait : *Le Mac-Mahon.*

sieur Mac-Mahon se rendait lui-même donataire, par moitié ou éventuellement, pour le total de tout ce qui pouvait être donné ou légué par la suite à sa femme.

Ces détails ne sont pas inutiles pour l'intelligence de ce qui va suivre. Par son mariage, le Dr Mac-Mahon était entré dans la plus riche famille du pays et des alentours. Nous allons voir par quelles manœuvres il réussit à drainer à son profit la plus grosse fortune mobilière et immobilière de la Bourgogne. Qu'on ne croie pas que nous ayons le dessein de pénétrer des secrets de famille. Les faits que nous révélons ont donné lieu à un des procès les plus considérables qui se soient plaidés au siècle dernier, procès qui n'a pas occupé moins de quatorze audiences, et dont la solution nous intéresse d'autant plus que le principal « mis en cause » est un médecin, et, par suite, que l'incapacité légale du médecin, en matière successorale, a donné lieu, dans la circonstance, à un débat des plus larges (1).

1. Le *Mémoire* où nous avons puisé nos renseignements, porte ce titre qui a bien son parfum d'archaïsme :

« Mémoire pour dame Reine Cortelet, veuve de messire Hugues de Maizières, chevalier seigneur de Vaivres et Vanteaux, et dame Anne Cortelet, veuve de messire Charles Richard, conseiller au Parlement de Bourgogne, nièces et héritières de feu messire Claude de Morey, marquis de Vianges, franc seigneur de Chaunay, Perigny-la-Bondue, Cuzy, Viévy, Ledessend, Thoreilles, Morey, Auxeraines, etc.

« Contre le sieur J.-Baptiste Mac-Mahon, Irlandais, docteur en médecine de l'Université de Reims, et médecin agréé au collège des médecins de la ville d'Autun, se disant chevalier, comte et marquis d'Eguilly, marquis de Mac-Mahon, seigneur du marquisat de Vianges, baron de Vouvenay, seigneur de Sully, Sivry, Blangey, Chanvirey, Reuhon, Chape, Sanceray en partie, Barnay, Igornay, Mansigny, Champeculion, Petit-Molais, Repas-des-Bas,

Les termes de l'accusation sont des plus précis. Nous les trouvons ainsi formulés dans le mémoire publié par les demanderesses, les dames de Maizières et Richard, nièces et héritières naturelles des frères de Morey. Nous n'en reproduisons que le passage le plus saillant : « Un marquisat considérable, sept paroisses, plus de vingt-cinq terres et seigneuries, 3.000 arpents de bois, un superbe château, un mobilier immense, en un mot la plus grande fortune de la province de Bourgogne, sont devenus la proie d'un de ces hommes isolés dans leur propre nation, inconnus dans une autre, expatriés par l'indigence, portant avec eux les ressources de leur obscurité première, le sentiment de leurs besoins pressants et l'ardent désir de les vaincre. Deux vieillards nonagénaires, d'autant plus attachés à la vie qu'ils avaient moins à en jouir, ont courbé leur tête sous le joug d'un étranger avide, qui leur paraissait seul tenir le fil de leurs

Canadia, Dudeffend, Thoreilles, Morey, Auxeraines, Lacave, Latour d'Uchey, Ponay en Bourgogne, et encore seigneur des terres de Luzy, Lavaux, Montigny, Champoux en Nivernais, et encore prétendant, en vertu du testament du feu sieur marquis de Vianges, les terres et seigneureries de Charnay, Labondüe, Saint-Agnan, Perigny-la-Ville, Perigny-la-Tour, la terre de Montgéliard, le domaine du Monthelye et autres terres, cens, maisons, vignes et héritages de la succession du marquis de Vianges et l'universalité de la dite succession.

« Et contre dame Charlotte Le Belin, épouse dudit sieur Mac-Mahon, et veuve en premières noces de feu messire Jean-Baptiste-Lazare de Morey, gouverneur des ville et château de Vézelai. »

Ce mémoire ne compte pas moins de cent-dix-neuf pages in-4°. Sa publicité fut suivie de celle de deux précis et mémoires pour les sieur et dame Mac-Mahon, comprenant l'un vingt-six et l'autre soixante-sept pages. Grâce à ces documents, nous avons eu sous les yeux tous les éléments d'une cause si attachante à tant de titres.

jours entre ses mains : ils l'ont vu, sans oser s'en plaindre, souiller les cendres de leur frère par un commerce criminel avec sa veuve ; ils ont souffert qu'il entraînât cette femme abusée à un mariage devenu nécessaire ; ils lui ont sacrifié les droits du sang et les justes espérances de deux nièces qu'ils ont bannies de leur cœur. Ils lui ont abandonné leurs biens, leurs personnes, leurs volontés, leur être tout entier ; et l'héritage d'une famille distinguée, objet de plus de deux millions, est devenu sa dépouille. »

Comment se serait opérée cette captation ? C'est ce que la suite du Mémoire nous apprend sans détours.

En 1749, l'année qui précède le mariage, le sieur Mac-Mahon avait obtenu ses lettres de « naturalité ». L'année suivante, le 3 janvier 1750, ses titres de noblesse (1) étaient vérifiés et reconnus par un arrêt du Conseil, et des lettres-patentes royales étaient

---

1. Jean-Baptiste Mac-Mahon obtint, en 1750, un arrêt du Conseil qui le maintenait dans sa noblesse d'extraction, au vu d'une carte généalogique délivrée à son oncle, Maurice Mac-Mahon, chevalier de l'ordre du Christ, major de cavalerie de la garde du roi du Portugal, par Jean Hafkins, roi d'armes à Dublin.

Cette carte constatait que le septième aïeul de Maurice, Térence Mac-Mahon, prince de Cloindirala, avait été inhumé au monastère d'Hashelin où l'on voyait encore son superbe tombeau ; que Bernard, son sixième aïeul, avait eu ses biens confisqués sous Elisabeth et que ses ancêtres avaient pris leurs alliances dans les meilleures familles d'Irlande. Il résulte, en outre, du même arrêt de 1750, que le nom de Mac-Mahon, dans des branches différentes, était connu en France depuis les malheurs de Jacques II, et n'avait plus dès lors cessé de figurer dans nos armées. (*La noblesse aux Etats de Bourgogne, loc. cit.*)

Les armes des Mac-Mahon sont, d'après la *Revue nobiliaire*, (1867) : D'argent à trois lions léopardés de gueules, armés et lampassés d'azur, la tête contournée, posés l'un sur l'autre. On les blasonne quelquefois : armés, langués et vilenés d'azur.

enregistrées selon l'usage (1). Au titre de docteur étaient désormais substitués les qualificatifs plus sonores de chevalier, baron, comte et marquis. De fait, il avait cessé l'exercice de la profession dès 1748, bien qu'il eût, cette année même, délivré un certificat de maladie au marquis de Vianges, pour le dispenser d'un voyage d'affaires. Ce point est important, tout le procès roulant sur l'incapacité légale du médecin à hériter d'un de ses clients. Aussi voyons-nous la difficulté très habilement tournée par l'heureux époux de la veuve du gouverneur de Morey. Tous les biens qui vont successivement lui échoir proviendront de donations ou de legs faits à sa femme, et, comme le contrat de mariage stipule que le docteur est bénéficiaire par moitié de toutes les sommes et biens éventuels, il participe de ce fait aux libéralités dont son épouse est gratifiée. Sans doute, à la date du mariage, le Dr Mac-Mahon a cessé d'être le médecin de la famille de Morey. Il fera valoir qu'il n'a plus signé, de ce jour, une seule ordonnance; que le soin de la santé de ses nouveaux parents a été confié à un de ses confrères, Guyton, médecin à Autun. Au surplus, de 1748 à 1763, époque de la mort du marquis de Vianges, celui-ci n'a eu que trois légères indispositions, pour lesquelles il lui fut prescrit « trois médecines de manne et teinture de rhubarbe. » On ne saurait donc lui imputer à

1. Il était maintenu en sa noblesse par lettres-patentes datées de Versailles, le 23 juillet 1750, et enregistrées à la Chambre des Comptes de Dijon, le 6, et à la Chambre des Comptes de Bourgogne et Bresse, le 10 juillet 1753. (D'après une lettre inédite communiquée gracieusement par Mme veuve Le Délion, de Lannion, à qui nous devons nombre de documents intéressants, documents qui nous ont permis d'établir exactement la généalogie des Mac-Mahon.)

crime d'avoir pesé de son influence sur les décisions des vieillards.

C'est en connaissance de cause et pour obliger leur aimable cousine, la femme du Dʳ Jean-Baptiste Mac-Mahon, que ceux-ci se sont bénévolement dépouillés. Alors interviennent toute une série d'actes où l'on retrouve la main de l'adroit confrère. En 1752, c'est l'acquisition de la baronnie de Vouvenay, pour la somme de 155.000 livres, sur laquelle il doit être versé 50.000 livres à trois créanciers, 72.000 livres de contrats de rente sur la Bourgogne et le reste payable en argent.

Le 25 septembre de la même année, Mac-Mahon se fait vendre, par le marquis de Vianges, une maison située à Autun, faubourg du Talus, moyennant 100.000 livres.

En 1754, le 9 novembre, donation à la dame Mac-Mahon du marquisat de Vianges et des terres de Darnay, Sully, etc. Cette donation était estimée au moins 1.250.000 livres.

En 1755, Mac-Mahon achète la terre de Sivry pour 61.800 livres, avec les fonds des deux vieillards vraisemblablement, puisqu'il n'avait pas de fortune personnelle. Puis, c'est le tour des seigneuries de Lalley et de Blangey, moyennant 82.000 livres.

Le 7 mars 1755, il dicte un testament à l'abbé de Morey (1). Mais, comme on lui fait observer que les vieillards possèdent 3.000 livres de rentes en Nivernais, qui ne sont disponibles par testament que « pour un quint (2) », par acte notarié, le 19 juin 1757, il se

1. D'après le Mémoire des demanderesses.
2. C'est-à-dire un cinquième.

fera octroyer les terres et seigneuries de Cuzy, Lavaux, Montigny et Champoux, y compris le château de Cuzy, le tout valant pour le moins 100.000 livres. Il offre, il est vrai, en échange, 3.000 livres de rentes viagères à deux vieillards, âgés l'un de quatre-vingt-dix ans, l'autre de plus de quatre-vingts (1).

Il dicte alors (2) au marquis de Vianges un acte tout semblable à celui qu'il a dicté à son frère, l'abbé de Morey. En vertu de cet acte, tous les biens du marquis sont réversibles, après sa mort et celle de son frère, sur la tête de la dame Mac-Mahon, ou, à son défaut, reviendront à sa descendance mâle, le docteur en conservant l'usufruit. Quelques legs insignifiants sont distraits de cette énorme succession : l'abbé laisse un legs de 400 livres aux pauvres de son prieuré de Maivres ; le marquis abandonne 60 livres de rente viagère à une de ses cousines, religieuse, un legs de 400 livres de pension à une parente désignée sur le testament, et le troisième, de 300 livres, à sa propre fille, religieuse à la Visitation d'Avallon.

Encore les legs ne devront-ils être distribués qu'après le décès du légataire universel, le médecin Mac-Mahon, bien qu'il ne soit pas nommément désigné.

L'abbé meurt le premier en décembre 1759. Son frère lui survit près de deux ans. Le marquis de Vianges succombait le 4 octobre 1761, à quatre-vingt-quatorze ans. Par cette mort, le petit médecin irlandais devenait comte d'Éguilly, seigneur du marquisat de Vianges, baron de Vouvenay, seigneur de Cuzy, Sully, Blangey et autres lieux.

1. A signaler encore, pour ne rien omettre, un achat de bois pour la somme de 103.200 livres.
2. Toujours d'après le Mémoire des parties adverses.

Comme bien on pense, cette élévation subite de fortune, ces enrichissements progressifs soulevèrent de violents murmures. On parla de captation, de spoliation, et l'affaire fut portée devant les tribunaux. Les veuves Richard et de Maizières, nièces des frères de Morey, attaquèrent la succession. La validité de leurs arguments paraissait inattaquable. L'incapacité des donataires, disaient-elles, doit faire annuler les donations et les testaments ; la suggestion, prouvée par les pièces et les faits de la cause, doit faire annuler les mêmes actes. Elles faisaient, en outre, valoir l'incapacité légale de l'héritier, la qualité de médecin créant en effet cette incapacité, d'après les lois romaines, les ordonnances et coutumes et une jurisprudence constante.

A cela Mac-Mahon répliquait : qu'il avait cessé d'exercer depuis 1748, deux ans avant son mariage ; que le médecin ne devait pas être considéré comme « incapable », s'il était allié du donateur, son parent ou son ami ; si la donation n'avait pas été faite en maladie ; et, même dans ce cas, elle était valable si le donateur, revenu en état de santé parfaite, persévérait dans ses dispositions antérieures.

Les juges donnèrent gain de cause au prétendu captateur, qui triompha par un arrêt solennel. Chose curieuse : tous les actes qui avaient enrichi le médecin avaient été passés devant Mᵉ Changarnier, notaire. Et, comme le faisait remarquer l'avocat général Oscar de Vallée, dans un procès célèbre (1) qui se plaida à Paris sur la fin de l'empire : « le petit-fils du docteur,

---

1. Le procès intenté au Dʳ Déclat par les héritiers du duc de Gramont-Caderousse et qui se termina par l'infirmation du testament fait en faveur du Dʳ Déclat.

Nous donnons enfin, à titre de *Documents annexes :*

1° *Une lettre de recommandation* écrite par un M. Lechevalier, premier conservateur de la Bibliothèque Sainte-Geneviève, en faveur d'un neveu du Dr Jean Mac-Mahon, médecin de l'École militaire. Cette lettre inédite est suivie de l'*Exposé des titres* du protégé, le Dr Mac-Mahon.

2° Une lettre, également inédite, adressée à deux personnes différentes, par le Dr Jean Mac-Mahon, et relative à l'inoculation.

I. — *Lettre de M. Lechevalier, premier conservateur de la Bibliothèque Sainte-Geneviève, relative à un Dr Mac-Mahon, neveu du médecin de l'École militaire.*

Paris, ce 29 décembre 1817.

Monsieur le Général,

Vous allez me prendre pour l'intrigant le plus infatigable et le plus déterminé. Il y a deux jours, je vous recommandais le fils de mon savant ami, l'astronome Méchain ; hier, je sollicitais votre intérêt pour M. Lecoq, commissaire à l'arsenal ; aujourd'hui enfin, je viens invoquer vos bontés en faveur du Dr Mac-Mahon, neveu du célèbre médecin de ce nom, mort au service du roi à l'ancienne École militaire de Paris. Ce qui m'encourage dans cette troisième démarche auprès de vous, c'est le succès complet des deux premières ; je connais votre équité et votre amour du bien : non seulement je ne crains pas d'être indiscret en vous présentant de bons sujets, mais je suis assuré que vous me savez gré de vous les signaler.

Je suis avec respect, monsieur le général,

Votre très humble et très obéissant serviteur,

Signé : Lechevalier.

Premier conservateur de la Bibliothèque Sainte-Geneviève.

II. — *Note sur le Dr Mac-Mahon dont il est question dans la lettre précédente.*

M. Mac-Mahon, docteur en médecine de la Faculté de Paris, membre de l'Athénée de médecine de cette ville, sollicite, auprès de S. Exc. le Ministre de la Guerre, la place de médecin de l'École royale militaire de Paris, dont l'organisation se prépare.

Dans le mois d'octobre 1815, époque de l'établissement de l'École militaire de Saint-Cyr, il avait déjà adressé à M. le Ministre une demande avec les pièces à l'appui, qui avait paru être agréée et dont le succès n'a été entravé que parce que cette place exigeait la résidence du médecin à Saint-Cyr, et que l'on avait présumé que le Dr Mac-Mahon ne voudrait pas abandonner sa situation à Paris.

On peut consulter à cet égard la lettre du Ministre écrite à M. Pelé, contrôleur de l'ancienne école militaire de Paris, et qui lui est parvenue le 3 novembre 1815. Il est permis d'en conclure que les droits du Dr Mac-Mahon ont paru alors fondés et qu'il peut aujourd'hui espérer de voir son désir se réaliser.

Voici ses titres :

Il est neveu du Dr Mac-Mahon, médecin de l'ancienne École militaire de Paris depuis l'époque de sa création jusqu'en 1786, année de son décès. Son oncle maternel, le D^r O Reilly, était médecin ordinaire de feu Madame Louise de France à Saint-Denis et, après le décès de cette princesse, il devint pensionnaire du roi Louis XVI; une lettre écrite de la propre main de Louis XVI à sa tante, Madame Louise, et que le Dr Mac-Mahon a encore en sa possession, atteste les bontés du roi pour sa famille et lui sert de recommandation, spécialement pour la place qu'il sollicite en ce moment.

Le Dr Mac-Mahon a des titres qui lui sont personnels.

Étant parti dans le premier bataillon de la réquisition de Paris, il a servi plusieurs années dans nos armées du Rhin, soit comme soldat, soit comme officier de santé, tant dans les hôpitaux militaires que dans les corps d'armée; les certificats les plus honorables, délivrés par tous ses chefs, attestent ses bonnes mœurs, son zèle, son application et ses principes d'humanité.

Pendant qu'il servait ainsi utilement, son nom fut inscrit sur la liste des émigrés et tout ce qui lui appartenait fut vendu. Il croit encore se recommander en rappelant qu'il a été le médecin de feu le général comte Songis, premier inspecteur général d'artillerie, et qu'il jouit depuis de longues années de la confiance du général comte Marescot, ancien premier inspecteur général du génie.

(Sans signature.)

III. — *Lettre du Dr Jean Mac-Mahon, médecin de l'Ecole militaire, relative à l'inoculation, et portant deux adresses :*
1° *A M. de Lépine, docteur régent en médecine, rue de Berry.*
2° *A M. Vendehain, docteur régent de la Faculté de Médecine,*
à l'hôtel de Condé.

Ce 25 janvier 1765.

MONSIEUR ET CHER CONFRÈRE,

Je répondrai, aussi exactement que le permettra ma mémoire, à la question que vous me faites au sujet du discours tenu par M. Maty chez M. Chomel. Premièrement, je ne me rappelle pas de l'avoir questionné au sujet des inoculés de M. Renby, ni qu'il ait parlé de celui-là en particulier ; il a dit seulement que l'inoculation avait assez d'avantages réels et bien avérés, sans lui en attribuer d'autres et d'imaginaires ; que les listes, que plusieurs chirurgiens donnaient de leurs succès non interrompus, n'étaient point vraisemblables, et que la défaite dont ils se servaient pour voiler les malheurs qui leur arrivaient quelquefois était de faire appeler un médecin dans les cas fâcheux et de rayer de leurs listes ceux qui succombaient alors à la petite vérole artificielle : cela revient à peu près à ce que contient votre note.

Secondement, je lui ai demandé s'il était vrai que trois frères fussent morts à Londres, il y a environ deux ans, de l'inoculation ; il m'a répondu avec franchise que le fait, quelque extraordinaire qu'il parût, était exactement vrai ; que, si on voulait, on pouvait cependant diminuer un peu ou pallier les torts de l'inoculation dans cette occasion, parce que quatre autres enfants, frères ou sœurs de ceux-ci, étaient morts auparavant de la petite vérole naturelle, que ces inoculés étaient cacochymes et conduits par un chirurgien seul, sans la préparation nécessaire faite sous les yeux d'un (1) médecin éclairé, qu'ils étaient enfermés tous les trois dans une chambre obscure et malpropre.

Voilà, Monsieur et cher Confrère, tout ce que je puis me rappeler de la conversation de M. Maty à cet égard ; malgré ces faits, il a paru étonné que notre Faculté pût être si longtemps partagée sur l'utilité de l'inoculation, dont il a assuré que presque tout le monde était convaincu en Angleterre.

Je vois dans votre note que MM. Thony, Lony et Mabel sont cités comme ayant dîné avec nous chez M. Chomel. Je suis sûr que M. Lony n'y était pas et je doute que nos deux autres confrères y aient été.

J'ai l'honneur d'être, avec la plus parfaite estime et toute la considération possible, Monsieur et cher Confrère,

Votre très humble et très obéissant serviteur,

MAC-MAHON.

P.-S. — Il me semble que M. Maty a dit qu'on avait appelé un médecin pour les trois frères, mais trop tard.

1. M. de Plimouth marque (à ce que je crois) qu'ils avaient été inoculés par un habile inoculateur et dirigés par un habile médecin.

L'ŒIL DE GAMBETTA

L'ŒIL DE GAMBETTA

En est-il qui se souviennent du tapage soulevé jadis par cette indiscrète question, posée dans une de nos plus piquantes revues (1) : *Qu'est devenu le cœur de Gambetta, que possédait Paul Bert?*

A dire vrai, nous n'y avions pas entendu malice.

Voyageant un jour avec un de nos anciens camarades de lycée, M. R..., aujourd'hui percepteur dans le Lot, nous apprenions de lui ce détail ignoré : Paul Bert, venu à Cahors pour inaugurer le monument élevé à la mémoire de Gambetta, avait emporté avec lui le cœur du tribun, conservé, comme une vulgaire pièce anatomique, dans un bocal à esprit-de-vin ! Quand parut la note révélatrice, ce fut une explosion d'indignation, feinte... ou réelle. Mme Paul Bert, interrogée, ne mit aucun embarras à avouer qu'elle avait, en effet, trouvé dans l'héritage de son mari le précieux viscère et qu'elle le conservait avec dévotion. « Pour le mettre à l'abri de tout accident, disait-elle, mon mari, à qui en avait été confiée la garde, fit l'acquisition d'un coffre-fort incombustible. Celui-ci fut placé dans notre appartement, et, dans le

1. *L'Intermédiaire des Chercheurs et des Curieux*, 1890.

coffre-fort, toute seule fut déposée la précieuse *relique*. » La *relique* appartenait à la France, ajoutait la digne veuve, elle ne devait pas être exposée à un risque.

Pour une relique, il n'y avait pas à douter que c'en était une. C'est qu'en effet, le dieu disparu, une religion nouvelle naissait de ses cendres. Le moindre débris du grand homme devenait un fétiche, un objet de culte pour les fidèles. L'un avait pris le cerveau (1); cet autre, les intestins; Paul Bert, lui, s'était réservé le cœur (2). Dès lors, comment expliquer qu'on ait laissé échapper l'œil de l'apôtre de la revanche, et que cet organe ne se trouve ni dans une collection particulière, ni dans aucun de nos musées? Car l'œil de Gambetta, nous entendons parler de celui qui fut énucléé en 1867, erre aujourd'hui de par le monde, sans qu'un admirateur ou un ami de l'illustre mort ait songé à le recueillir.

C'est toute une histoire, qui ressemble fort à un conte, que « la fausse légende », comme on l'a parfois désignée, de l'*Œil de Gambetta*. Nous avons cherché à élucider ce menu point d'histoire, et, si nos recherches n'ont pas abouti à notre gré, nous nous flattons toutefois qu'elles n'ont pas été tout à fait sans agrément ni utilité. La plupart des détails que l'on va lire sont inédits ou peu connus; ils sont, en tout cas, d'une indiscutable authenticité.

---

1. Le cerveau se trouve au Musée de la Société d'Anthropologie.

2. A la suite de la campagne menée par l'*Intermédiaire*, le cœur de Gambetta fut placé dans le monument élevé aux Jardies par la souscription des Alsaciens-Lorrains, le 6 novembre 1891. Le récipient de verre qui le contenait a été enfermé dans une double enveloppe, une boîte de plomb et un tronc de sapin d'Alsace, intérieurement évidé, contenant le procès-verbal.

Et d'abord, comment était arrivé l'accident qui avait nécessité l'extraction de l'œil, dont nous nous sommes proposé de conter l'odyssée? Gambetta était tout enfant, il avait à peine huit ou neuf ans. Un après-midi qu'il flânait par les rues de Cahors, sa ville natale, l'idée lui vint de s'arrêter devant la boutique d'un des voisins de son père, le coutelier Galtié, pour le regarder travailler. « Galtié était occupé à percer des trous dans des manches de couteaux. Il se servait à cet effet d'une sorte d'archet, formé d'un foret et d'une corde à boyau : la corde, s'enroulant autour du foret, lui donne une forte impulsion et le fait tourner à chaque mouvement du bras. L'enfant, accoudé sur l'établi, considérait avec intérêt le va-et-vient de l'outil, lorsque soudain l'archet se brisa et le fer le vint frapper à l'œil droit (1). Le sang jaillit; on conduisit le blessé chez le pharmacien Rouquette, qui déclara que l'œil n'était point crevé (2). » Toutefois, la guérison tardant à se produire, les parents résolurent de faire le voyage de Toulouse pour y consulter un spécialiste. La maladie, méconnue par le praticien toulousain, n'était autre qu'une cataracte traumatique, avec saillie du globe oculaire : l'œil n'avait pas tardé à grossir démesurément; il semblait, à certains moments, qu'il allait jaillir de l'orbite. Cet état anormal s'accompagna des douleurs les plus vives, au point que Gambetta en vint à réclamer une intervention chirurgicale qui mît fin à ses souffrances. L'opération s'imposait d'autant plus que l'œil gauche était menacé d'être atteint à son tour, par sympathie

1. D'après M- de Wecker, ce serait une pince du tour du coutelier qui aurait sauté dans l'œil de l'enfant.
2. Barbou, *Vie de Gambetta*, p. 15 et suivantes.

(phénomène bien connu des médecins); il y avait
donc lieu de ne pas différer plus longtemps l'extraction de l'organe malade pour sauver l'organe encore
sain.

Un des camarades d'enfance de Gambetta, le
Dr Fieuzal, qui avait reconnu le premier l'urgence de
l'opération, s'offrit à conduire son ami chez un oculiste, fort en renom dès cette époque, le baron D. de
Wecker.

C'était au printemps de 1867. « Un soir, en rentrant
pour ma consultation, vers 5 heures, nous a conté M. de
Wecker, je vis, se promenant devant moi, deux messieurs. L'un deux me dit : « Cher confrère, nous vous
« avons attendu ici, afin que vous ayez la bonté de nous
« recevoir tout de suite. Je vous présente un ami pour
« lequel je désirerais votre avis. » Je fis entrer ces
messieurs dans mon cabinet, poursuit M. de Wecker,
et, après avoir invité le malade à s'asseoir dans la
chambre noire, à côté de la lampe, je demandai à
mon confrère de quoi il s'agissait. « Vous le verrez
« facilement, me répondit-il; nous vous prions seu-
« lement de nous donner franchement votre opi-
« nion (1). »

L'affection était banale, et M. de Wecker n'eut
aucune peine à la reconnaître. « La partie antérieure
du globe de l'œil, sillonnée par des vaisseaux dilatés,
avait pris un volume tel que les paupières distendues
n'arrivaient qu'à peine à recouvrir cet organe dif-

---

1. Les phrases guillemetées sont de M. de Wecker lui-même.
Le récit que nous donnons a été puisé, en grande partie, dans
une lettre inédite qu'a bien voulu nous adresser l'éminent
oculiste.

forme. » Gambetta s'était présenté chez le Dr de Wecker un vendredi. L'opération fut décidée, séance tenante, pour le mardi suivant. « La gêne occasionnée par cet œil difforme et perdu totalement pour la vue avait suffi pour en décider de suite l'ablation, sans enquête préalable, sauf la question sur les circonstances dans lesquelles la blessure de l'organe s'était effectuée. »

Le Dr de Wecker avait été frappé de la résolution du jeune homme qui acceptait avec tant de sang-froid une opération à laquelle si peu consentent sans de nombreuses hésitations. Il ignorait qu'il avait devant lui un homme qui devait faire preuve de tant d'énergie morale dans des circonstances qu'on ne saurait oublier.

L'opération avait été décidée pour le mardi à 10 heures du matin.

A l'heure précise, le Dr de Wecker, accompagné de son assistant, le Dr Borel (de Rouen), faisait son entrée dans le modeste logis occupé par Gambetta. Gambetta habitait alors rue Bonaparte, près de Saint-Germain-des-Prés, un tout petit appartement au cinquième, ayant, pour le servir, une très vieille femme, « que je pris, — c'est M. de Wecker qui parle, — pour une bonne à tout faire, mais que l'on me dit, afin de prévenir un manque d'égards de ma part, être la tante de Gambetta. » Étaient également présents : le Dr Fieuzal et quelques amis du jeune avocat. Bien qu'assez répandu dans les cénacles, le nom de Gambetta n'avait pas franchi un certain cercle. N'oublions pas qu'on était au mois de juin 1867, par conséquent cinq mois avant le procès Baudin qui fut, comme on sait, l'origine de la fortune du tribun.

Les présentations faites, les médecins se mettaient à l'œuvre. Gambetta se coucha résolument et on le soumit aussitôt aux inhalations d'éther. Une minute ne s'était pas écoulée que le malade dormait profondément. « L'opération se passa très simplement et put être exécutée avec la plus grande rapidité, bien qu'il s'agît de l'ablation d'un œil en forme de poire, qui avait le double de sa longueur normale; » le diamètre antéro-postérieur n'avait pas moins de 5 centimètres. La rapidité avec laquelle l'œil fut enlevé surprit les opérateurs eux-mêmes. « Gambetta avait supporté les premières suffocations, produites par l'anesthésique, sans laisser paraître l'angoisse qu'on ressent au début de l'inhalation. » Trois jours ne s'étaient pas écoulés depuis l'opération que le malade était sur pied.

Pendant les premiers temps, on se rendit, comme en pèlerinage, à la chambre du convalescent. « Je ne pouvais comprendre une pareille dévotion, disait à ce propos M. de Wecker, par la raison que j'avais recommandé à mon malade le calme et le silence. Poussé par la curiosité, j'en vins même à adresser cette question à l'un de ses fidèles compagnons :

— Dites-moi donc, je vous prie, ce qu'est votre Gambetta?

— Ah! me répondit-il, vous ne le connaissez pas encore, mais vous verrez ce qu'il sera un jour! »

Cette prophétie hantait l'esprit du Dr de Wecker quand il remit, au mois de septembre suivant, la pièce qu'il avait enlevée, à l'un des histologistes les plus habiles de l'époque, le Dr Ivanoff, alors professeur à Kief. « Voici une pièce à laquelle je tiens beaucoup, lui disait-il; c'est un œil qui provient d'un homme appelé,

j'en suis sûr, à jouer un rôle des plus importants;
prenez-en, je vous prie, le plus grand soin. »

D'année en année, le Dʳ de Wecker réclamait son
œil, mais en vain : Ivanoff restait sourd à ces appels
réitérés. « J'eus beau solliciter d'Ivanoff la description
de l'œil remis; j'eus beau me mettre en quatre, sous
le ministère Ferry, afin d'obtenir pour ce confrère
russe l'autorisation d'exercer dans le midi de la
France; rien n'y fit. On ne me donna ni détails, ni la
pièce, que j'avais à regret laissé échapper. »

Qu'était devenu l'œil de Gambetta? En quelles
mains était-il tombé! C'est un mystère qui reste à
éclaircir.

Ivanoff, qui avait subi les premières atteintes de la
phtisie, était allé demander au climat du Midi le
rétablissement de sa santé délabrée. Pendant plusieurs
hivers il séjourna à Menton, en compagnie de son ami
et élève préféré, le duc Charles-Théodore de Bavière,
propre frère de l'impératrice d'Autriche et de la reine
de Naples. Dans l'article qu'il avait publié dans la
Gazette hebdomadaire, (1) M. de Wecker exprimait l'espoir que la collection d'Ivanoff avait dû échoir au duc
Charles de Bavière. « Je suis maintenant autorisé à
croire, disait-il, en ayant eu maintes preuves, que
notre confrère le duc a pris des leçons de son maître,
non seulement sur l'ophtalmologie en général, mais
encore sur la *conservation* indéfinie des pièces ophtal-
mologiques; et il est bien douteux que l'on entende
jamais parler des caractères micrographiques d'un œil,
intéressant aujourd'hui à plus d'un point de vue. »

La réponse ne se fit pas attendre. Le duc Charles,
peu de temps après l'apparition de l'article où il était

1. Vers 1884.

si vivement pris à partie, faisait donner aux assertions de l'oculiste français un démenti des plus formels. Il niait avoir en sa possession l'œil de Gambetta : Ivanoff ne lui avait pas donné de son vivant, ni légué après sa mort, ce « document », historique autant qu'humain.

Depuis, M. de Wecker a été plusieurs fois l'hôte du duc Charles en son château de Fegernsee, et, ayant été à même de visiter le musée du prince médecin, il a pu se convaincre que la pièce qu'il recherchait n'y figurait pas.

Mais alors où aurait-elle définitivement trouvé asile? « Il est très probable, nous dit le Dr de Wecker, qu'elle se trouve dans la collection de la clinique de Heidelberg, où une grande partie des préparations anatomiques d'Ivanoff ont été remises, mais je n'en suis pas autrement certain. » Muni de ce renseignement, nous avons écrit au professeur Leber, le successeur du professeur Becker, auquel, pensait M. de Wecker, une part de l'héritage d'Ivanoff serait revenue en partage. Avec un empressement dont nous nous faisons un devoir de le remercier, notre savant confrère nous a répondu qu'à son grand regret il ne pouvait utilement nous renseigner. Selon lui, la collection d'Ivanoff avait bien été un moment entre les mains du duc Charles, mais elle était devenue depuis la propriété du professeur Everbusch, directeur actuel de l'université d'Erlangen. M. Everbusch, consulté par nous, reconnaît bien avoir reçu une partie des collections d'Ivanoff, « mais les pièces sont toutes confondues ensemble, sans aucune espèce de désignation. » En somme, conclut-il, « j'ignore où Ivanoff a laissé ses préparations macroscopiques d'anatomie pathologique et je ne sais en quelles mains elles sont passées. « Nous cache-t-on systématiquement la vérité? L'énigme restera-t-elle toujours indéchiffrable? C'est ce que l'avenir décidera sans doute. En tout cas, cette enquête nous éclaire suffisamment sur la discrétion, légèrement astucieuse, de ces excellents Teutons...

Nous terminerons cette relation par ce détail que nous a fait connaître M. de Wecker : en signe de gratitude, Gambetta offrit à l'opérateur un coupe-papier de Barbedienne, ayant pour manche la Vénus de Milo. « C'est, nous dit en terminant l'éminent spécialiste, tout ce que j'ai retiré du grand homme. A mesure qu'il montait, je m'éloignais de lui, ayant en horreur le rôle de solliciteur, dans lequel je serais infailliblement tombé, si l'on m'avait su un des intimes du tribun... D'autres ont eu moins de scrupules. »

FIN

TABLE DES MATIÈRES

IMP. NOIZETTE, 8, RUE CAMPAGNE-PREMIÈRE, PARIS.

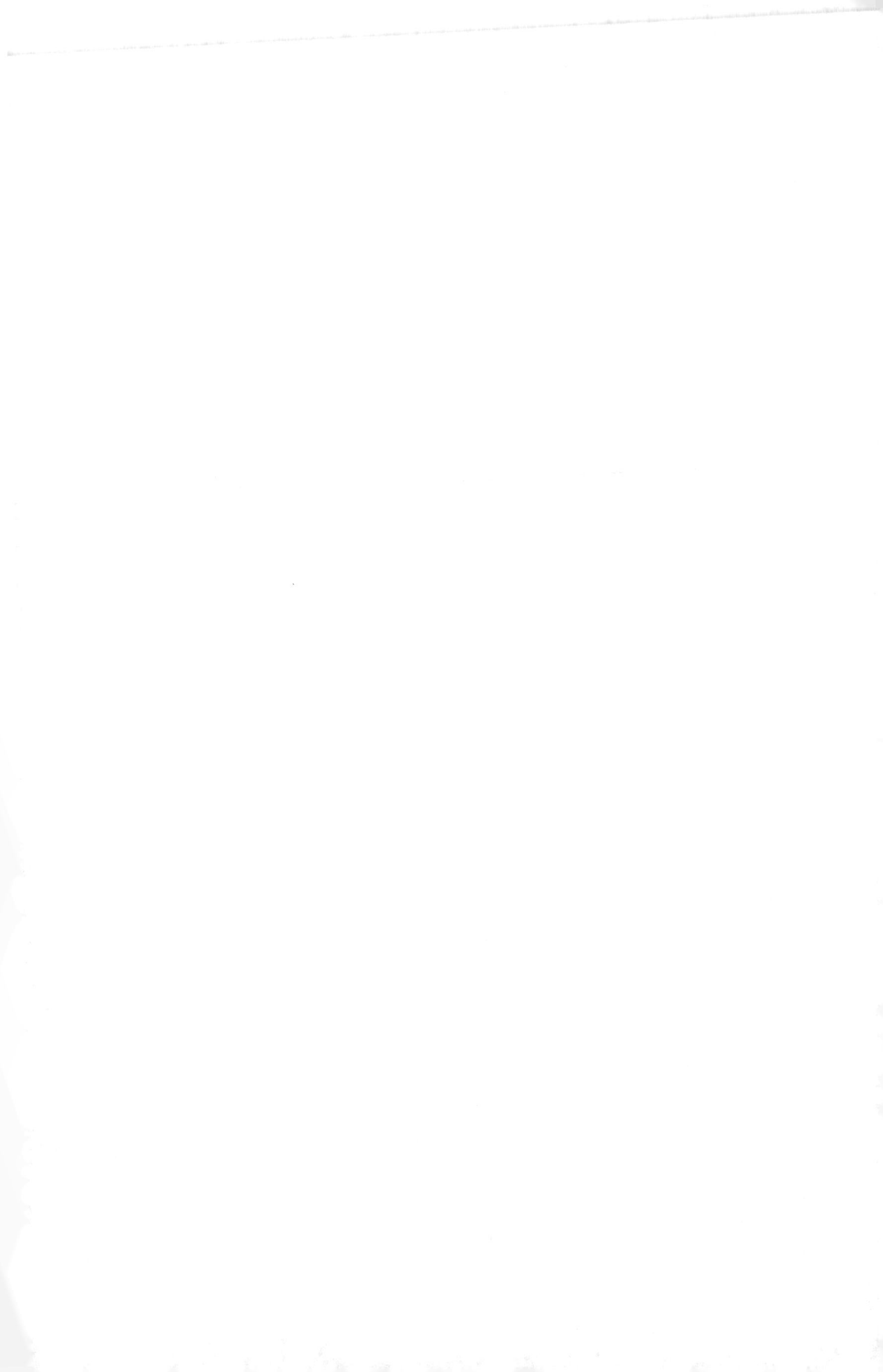